国家癌症中心肿瘤专家答疑丛书

甲状腺癌

患者护理与家庭照顾

董碧莎◎丛书主编

王晓雷◎主编

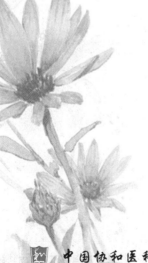

中国协和医科大学出版社

图书在版编目（CIP）数据

甲状腺癌患者护理与家庭照顾／王晓雷主编. —北京：中国协和医科大学出版社，2016.6
（国家癌症中心肿瘤专家答疑丛书）
ISBN 978-7-5679-0536-8

Ⅰ.①甲…　Ⅱ.①王…　Ⅲ.①甲状腺疾病－腺癌－护理
Ⅳ.①R473.73

中国版本图书馆 CIP 数据核字（2016）第 067000 号

国家癌症中心肿瘤专家答疑丛书
甲状腺癌患者护理与家庭照顾

主　　编：王晓雷
责任编辑：吴桂梅

出版发行：中国协和医科大学出版社
　　　　　（北京市东城区东单三条 9 号　邮编 100730　电话 010-65260431）
网　　址：www.pumcp.com
经　　销：新华书店总店北京发行所
印　　刷：涿州市汇美亿浓印刷有限公司

开　　本：710×1000　　1/16
印　　张：12.25
字　　数：115 千字
版　　次：2016 年 12 月第 1 版
印　　次：2022 年 1 月第 8 次印刷
定　　价：51.00 元

ISBN 978-7-5679-0536-8

国家癌症中心肿瘤专家答疑丛书

甲状腺癌患者护理与家庭照顾

主　编：王晓雷

副主编：吕　青

编　者（按姓氏笔画排序）：

王　宇　　王晓雷　　吕　青　　乔涌起
任夏洋　　刘金英　　闫加庆　　李国辉
杨　梅　　杨芳宇　　吴秀玲　　邹小农
周海燕　　贾　贝　　董碧莎

前　言

由于癌症已经成为我国常见病、慢性病，有关癌症的预防、治疗和康复等问题涉及越来越多的人群，人们希望得到相关的专业知识，以降低癌症对健康的威胁，减轻癌症对患者身体的损害，尤其是患者及其亲属更希望能够提高治疗效果，使患者早日康复。对于治疗中、治疗后的患者，在与癌症长期的斗争中如何给予他们更多地帮助，是在战胜癌症过程中贯穿始终的重要问题。长期持续的护理、细心科学的照顾，对提高癌症患者的治疗效果、尽早康复或带瘤生活都发挥着积极有效的作用。为此，我们编写了这套丛书，希望能够帮助患者及亲属掌握一些专业知识和技能，为患者在日常工作、居家生活时进行科学有效的服务。

《国家癌症中心肿瘤专家答疑丛书》（以下简称"丛书"），是专门应对癌症治疗和侧重于癌症护理的科普读物。由中国协和医科大学出版社于2014年出版的《国家癌症中心肿瘤专家答疑丛书》——《应对×癌专家谈》，共18个分册，主要侧重于癌症的临床治疗、康复和预防。继而国家癌症中心再次组织肿瘤专家编写了新的分册——《×癌患者护理与家庭照顾》，包括鼻咽癌、喉癌、甲状腺癌、肺癌、食管癌、乳腺癌、胃癌、结直肠癌、膀胱癌和宫颈癌，共10个分册，主要侧重于癌症患者的护理、照顾与膳食。《×癌患者护理与家庭照顾》比较系统地介绍了癌症检查、治疗、康复过程中的护理知识，以及家庭亲友如何对癌症患者更加专业的照顾，是对《应对×癌专家谈》的补充和完善。《应对×癌专家谈》侧重于医疗方面，《×癌患者护理与家庭照顾》侧重于护理方面。

新编分册包括肺癌等十种疾病，每种疾病内容独立成册。编者根据临床工作中患者、患者亲属常常提出的问题，设置了治疗与护理篇、营养与饮食篇、用药篇、心理帮助篇、功能康复篇、日常生活与复查篇等六个部分。丛书以问答形式与读者交流，读者通过目录查找到问题后，就可在书中找到答案。由于对患者护理、照顾的基本原理的一致性和方式上有许多相通，所以不同单册书中的内容也有相同部分，但对于不同癌症的不同治疗护理、照顾都在每一册书中进行了详尽介绍。合理的营养与膳食对增强

1

患者机体的抵抗能力、完成治疗方案、提高治疗效果发挥着重要的作用。根据读者的需求，丛书中的营养部分为患者提供了一些常用的食谱，供患者参考选择。癌症，无论对患者本人还是对于患者家庭都是信心和意志的一个考验，因此，在治疗康复过程中，不可忽视的重要内容是将不断坚定战胜癌症的信心、增强与疾病斗争的意志，作为一项治疗内容同步进行。丛书中的"心理帮助篇"，希望为患者提供一些心理疏导，对患者改善心理状态有所帮助，真诚地希望患者能够尝试书中介绍的方法，积极应对疾病。

　　丛书的编者是国家癌症中心长期从事一线工作的医生、护士和药学、营养及其他专业的医务工作者，他们将专业知识与实践中积累的经验相结合，秉承科学、严谨、专业特点突出的原则，对丛书的内容、文字反复提炼、细心修改，力求实用、通俗易懂，能够给予读者最实际的指导和帮助。在丛书的编写过程中，编写者都是在繁忙的工作之余，抽出休息时间进行创作，尤其编者中许多是从事护理工作的骨干，她们在每天24小时倒班的空隙中挤出时间按时完成书稿的编写，充分表达了她们对患者的真挚爱心。刘金英老师承担了"营养与饮食篇"的编写，精益求精反复修改；李国辉主任组织编写了"用药篇"，编者们用十个月的时间便完成了全部书稿的编写，通过此书将医疗护理工作从医院延伸到了社会、家庭。在此，对他们辛勤的付出表示诚挚的感谢。非常感谢首都医科大学的杨芳宇教授，应邀编写了"心理帮助篇"，运用心理学原理给予患者提供帮助。还要特别感谢孙桂兰、岳鹤群、田守光三位老师，他们的抗癌经验、与病魔斗争的精神，为我们树立了榜样。在丛书编写过程中，策划编辑张平主任，建立微信群、收发书稿，全方位联系参编部门及人员，并参与了公共部分内容的修改，在每一个环节上都付出了艰辛劳动，对她为本套丛书出版做出的贡献致以衷心的感谢。丛书顺利与读者见面，还要感谢中国协和医科大学出版社吴桂梅主任带领的编辑团队，是她们的工作将丛书尽快送到了读者的手中。

　　作为科普读物，丛书在内容的收集、语言的使用等方面还存在着许多不足，敬请读者多提宝贵意见。

　　最后，为了更加美好的明天，我们将永不言弃。

董碧莎

2016 年 10 月 15 日

目　录

一、治疗与护理篇

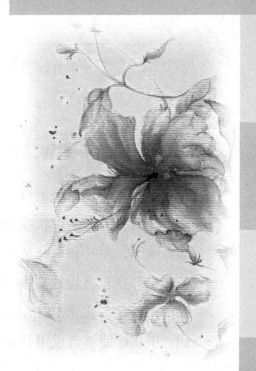

（一）外科治疗护理

1. 甲状腺的形态和功能是什么？

　　甲状腺位于前颈下部，紧贴在后面的气管环状软骨上，前面位于颈前肌肉群。甲状腺形似蝴蝶，有左右两叶，连接两叶中间部为峡部，左叶和右叶各自的宽度为 2~2.5 厘米，高度 4~5 厘米，峡部宽和高均约 2 厘米，甲状腺质量 15~30 克，女性比男性稍大一些，正常的甲状腺很薄，一般在颈部看不到，也摸不到。甲状腺能够合成甲状腺激素，参与调节机体代谢。

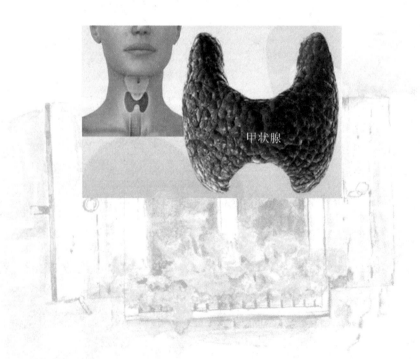

甲状腺

2. 甲状腺癌有哪些症状？

（1）颈部甲状腺有质硬而高低不平的肿块，但多无自觉症状。

（2）颈部肿块多为非对称性的硬块。

（3）肿块可逐渐增大，随吞咽上下活动，也可侵犯气管而固定，并易较早产生压迫症状，如伴有声音嘶哑、呼吸不畅、吞咽困难，或局部压痛等压迫症状。颈静脉受压时，可出现患侧静脉怒张与面部水肿等体征。

（4）晚期会发生转移，如肺转移和骨转移，甚至会发生病理性骨折。

3. 甲状腺激素有什么作用？

人体甲状腺合成、储存和分泌甲状腺激素。甲状腺激素的主要作用如下：

（1）增加全身组织的氧消耗及热量产生。

（2）促进蛋白质、碳水化合物和脂肪的分解。

（3）促进人体的生长发育，主要在出生后影响脑与长骨的生长发育。

4. 甲状腺癌有哪些治疗方法？

甲状腺癌分为乳头状癌、滤泡状腺癌、髓样癌和未分化癌。

最常见的是乳头状癌和滤泡状腺癌。除未分化癌外，前三类癌均首选手术治疗。甲状腺癌的治疗方法有：①手术治疗；②根据手术情况进行放射性核素治疗；③促甲状腺激素（TSH）抑制治疗（药物长期治疗）；④放射治疗：未分化癌对放疗最为敏感，其余类型对放疗不敏感。

5. 甲状腺癌患者术前需要做哪些检查？

（1）B超：是用于鉴别肿瘤良恶性的首选检查手段。

（2）X线：可用于观察气管与甲状腺的关系，良性肿瘤往往会使气管移位，但不会引起气管狭窄。甲状腺癌引起的气管狭窄多是左右径狭窄，而非前后径狭窄，这对于鉴别诊断有着重要意义。

（3）细胞学检查：虽然有经验的超声科医生通过超声检查诊断甲状腺癌的准确率可达90%，但是仍有部分患者难以辨别肿瘤的良恶性。为了明确诊断还需要做甲状腺的穿刺活检，进行病理学检查。

（4）实验室检查：用放射免疫法测定三碘甲状腺原氨酸（T_3）、甲状腺素（T_4）、促甲状腺激素（TSH）及甲状腺球蛋白（Tg）的含量，可用于鉴别结节和其性质。

（5）CT检查：用于观察淋巴结转移的位置、数目以及转移淋巴结与周围组织器官的关系。

（6）放射性核素检查：一般单个**冷结节**为恶性肿瘤的可能

冷结节：根据甲状腺结节摄取核素的多寡，划分为热结节、温结节和冷结节。

性较大。

6. 甲状腺癌手术前为什么都要做 B 超检查?

　　颈部 B 超检查是确定甲状腺肿瘤性质的首选检查手段。超声检查具有方便、无创、价廉、普及率高的优点。它不仅可以发现触诊发现不了的直径小于 1 厘米的肿块,甚至还可以发现甲状腺内直径为 2、3 毫米的肿块。超声对于鉴别肿块的囊、实性准确率极高,而且,可以判断甲状腺肿块的性质。一个有经验的超声科医生,超声诊断甲状腺癌的准确率可达 90%。超声检查的目的是:①确定肿块是否位于甲状腺内,是弥漫性还是局限性;②鉴别肿块是囊性还是实性;③确定肿块是单发还是多发;④可判断肿物是良性还是恶性;⑤可对手术后或用药后疗效进行评价。

7. 手术前为什么要戒烟、戒酒?

　　烟、酒对身体有强烈的刺激作用,长期吸烟和大量饮酒都会对身体造成伤害,一般医生都会要求患者在术前 1 周戒烟、戒酒,这样有利于术中安全和术后恢复。研究表明吸烟会损害到呼吸道黏膜,会引起呼吸道分泌物增多,容易造成肺部感染,如果在此基础上手术,尤其是气管切开手术,呼吸道感染的概率会大大增加,因此术前不仅要戒烟 1 周以上,而且还要进行呼吸道准备,这样才能大大减少呼吸道感染的机会。由于医疗技术的提高和药物的改进以及术前准备力度的加强，术前呼吸道准备的时间可适当缩短。酒精对循环系统和手术麻醉有一定的影响，会增加手术的风险，因此术前戒酒也是必要的。

8. 手术前为什么要加强营养？

手术对患者是一种创伤，在此状态下，患者对营养物质的需求比平时要多得多，特别是有的患者在手术后的一段时间内不能正常进食，需要消耗体内大量的营养物质。没有足够的营养，组织器官就不能正常地发挥功能，患者的免疫功能就会低下，伤口的愈合就会受到影响，术后就不可能顺利恢复，因此术前加强营养的重要性在于增加机体对营养物质的储备。

9. 为什么术前要进行床上排便训练？

排便是人的生理需求。由于长期的习惯，排便需要在特定的环境下才能进行。手术后，由于病情的需要，患者要卧床休息，有许多患者会不习惯卧床排便，或不习惯在有人的情况下排便，这样就会给患者排便带来困难。因此，手术前就需要进行床上排便训练，使患者学会在床上排便，以免因术后不习惯床上排便而影响术后身体的恢复和造成不舒适的感觉。

10. 如何进行深呼吸、咳嗽训练？

首先要调节呼吸，调整体位并用心去体会。

深呼吸训练的要领：可采取平卧位、坐位，以自己舒适为原则。

（1）腹式呼吸：全身放松，双手叠放于上腹正中，将嘴唇撅起，缓慢而连续地将肺中气体吐出，接着用鼻子深吸气使腹肌放松，腹部膨出。用手去感觉及帮助腹肌收缩、放松、吐气、吸气，保持肩部及上胸部不动。呼吸要深而缓慢，连续不要超过10次，可休息一下再重复。

（2）胸式呼吸：全身放松，双手放于下胸部两侧肋骨边缘，用鼻子深吸气，感觉肋骨使手张开，将嘴唇撅起，连续而缓慢地由口吐气，双手感觉胸廓向内收，连续不超过10次，可休息一下再重复。

咳嗽训练的要领：深呼吸几次后，张口咳嗽，先轻轻咳嗽，体验咳嗽是肺下部的气体冲出来的感觉，再逐渐加大力度，最后是吸气完毕后爆发性的咳嗽。咳嗽时双手可放于上腹部或下胸部，在咳嗽时加压，以增加力度。每次练习连续不超过10次，可休息一下再重复。

深呼吸、咳嗽训练在患者入院后就可以进行。建议立位时胸式呼吸，卧位时腹式呼吸。患者也可采取任意体位进行深呼吸。深呼吸是经鼻腔深吸气以使肺泡最大程度的膨胀，再经缩拢的两唇间呼气。先呼后吸，呼气时收腹、缩唇，徐徐呼出，呼毕再慢慢吸气，每天数次，每次 10~20 分钟。这样进行周期性深呼吸运动，除可诱发咳嗽外，还可防止呼吸道闭塞和吸入分泌物导致气道梗阻。

深呼吸训练时还应配合做咳嗽训练，吸气毕进行爆发性的咳嗽，分三步进行，由轻度到中度再到重度。在一次深吸气后轻轻咳嗽两声松动痰液，再稍用力咳嗽促使痰液运行到上呼吸道，稍伸舌张口使声门开放，以便于排出气体，最后用力咳嗽，排出痰液。

11. 为什么患者手术前要洗澡?

洗澡能清除皮肤上的微生物、污垢等，可给自己以愉悦、清新的感觉。手术后伤口愈合需要一段时间，在此阶段内，洗澡可能打湿伤口，引起伤口感染，从而影响伤口的愈合。因此，术前一天需要洗澡，更换病号服，修剪指（趾）甲。无法洗澡的患者需床上擦浴，清洁皮肤，可保持皮肤的清洁。

12. 为什么术前要剪指甲和剃胡须?

保持指甲清洁、颜面整洁是一种良好的卫生习惯，也是保持自己形象的需要。指甲过长，容易藏污纳垢。手术后伤口在生长的过程中有发痒的感觉，在自己不在意或睡觉时，不由自主地去挠痒，指甲内的细菌就会侵入伤口，引发不良后果。而一些男性患者，术后需要卧床一段时间，术后可能有一些经鼻插入的管道需要固定，胡须过长则不容易固定牢固，且术后邻近伤口，容易引起术后感染。大手术后体力不支，剃除胡须不便。因此，在术前就需要修剪指甲和剃除胡须，为术后恢复做好准备。

13. 为什么术前要取下眼镜、活动假牙、首饰？

术前取下眼镜、活动假牙、首饰的目的是保证患者的安全和防止物品的遗失。因为眼镜会影响麻醉师操作和术中对患者的观察；活动的假牙在手术操作过程中有可能坠入气管或食管，给患者带来危险；首饰如为金属的就具有导电性，在术中使用电刀时容易造成患者灼伤。因此术前应取下眼镜、活动假牙、首饰与其他贵重物品一起交家属保管。

14. 手术前一天晚上和手术当天早晨为什么要禁食、禁水？

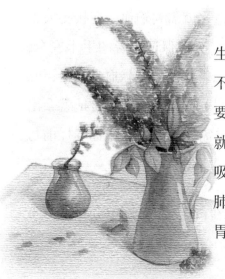

禁食、禁水属于胃肠道准备。医生都会要求患者术前一晚及术晨不但不能吃东西而且连水也不能喝，这主要是因为如果术前没有禁食、禁水，就会在麻醉过程中出现胃内的食物误吸入气管而导致患者窒息或引发术后肺部感染。禁食、禁水可减少麻醉时胃内容物误吸入气管的可能性。

9

15. 手术前家属需要做哪些准备?

　　家属是患者坚强有力的后盾。术前家属除需要给予患者心理上的支持和身体上的照顾外,还需要:①保持平和心态:应对治疗过程中可能出现的并发症、手术风险及预后有充分了解,对此还不应溢于言表,因为家属是患者的精神支柱,家属的一言一行,甚至一个表情都可能影响到患者。在与医护人员积极沟通与主动配合的基础上,还应帮助患者克服对手术的恐惧,树立战胜疾病的信心,此时家属的安慰和鼓励是非常重要的和必要的;②物品准备:准备患者术后需要的一些物品,如棉织开衫衣服、手纸或纸笔等;③经费准备:根据手术的大小准备足够的经费,以保证患者术后治疗的需要。

16. 手术前配血是怎么回事?

　　手术就可能会出血,如果出血量过多就需要输血。在接受大手术时,由于创伤大,出血的机会增加,为了保证患者的手术安全,在术前需要进行配血和备血。输血时患者接受的是献血者的血,献血者与患者的血型之间可能会存在差异,如果两者间不合适就会出现**溶血反应**,产生严重后果。因此术前需要用患者的血标本提前与

　　溶血反应:红细胞膜破坏,致使血红蛋白从红细胞流出的反应。常见于输血反应及中毒。严重者可导致死亡。

献血者的血进行**交叉配血试验**，以确保输血安全。而备血是根据患者的手术大小准备足够量的血液，以保证术中的用血需要。

17. 手术后能枕枕头吗？

手术后能不能枕枕头，是根据患者的手术情况、采用的麻醉方式、病情来决定的。如果是一个**局部麻醉**小手术，术后就可以枕枕头。如果是**椎管内麻醉**，为了避免头痛、恶心、呕吐等，术后需要去枕平卧 6 小时后才可以枕枕头。如果是**全身麻醉**，术后清醒前，需要去枕平卧；手术后 6 小时麻醉清醒后根据病情决定是否可以枕枕头。如术后恶心、呕吐需使患者的头偏向一侧，以避免呕吐物误吸。

18. 术后采取什么体位好？

术后根据疾病的性质、手术情况和麻醉方式来选取恰当的体

交叉配血试验：将献血人的红细胞和血清分别与受血人的血清和红细胞混合，观察有无凝集反应，这一试验称为交叉配血试验。交叉配血是确定能否输血的重要依据，两侧均不凝集可输血。

局部麻醉：是指在患者神志清醒状态下，应用局部麻醉药暂时阻断身体某一区域的神经传导的麻醉方式。

椎管内麻醉：将麻醉药物注入椎管的蛛网膜下腔或硬脊膜外腔，脊神经根受到阻滞使该神经根支配的相应区域产生麻醉作用，统称为椎管内麻醉。

全身麻醉：简称全麻。是指麻醉药经呼吸道吸入、静脉或肌内注射进入人体内，产生中枢神经系统的抑制，临床表现为神志消失、全身痛觉丧失、遗忘、反射抑制和一定程度的肌肉松弛，这种方法称为全身麻醉。

位。一般局部麻醉小手术的患者，可采取自己感到舒适的体位。大手术的患者，麻醉尚未清醒时，应去枕平卧，头偏向一侧。**腰麻**、**硬膜外麻醉**的患者术后要求去枕平卧 6 小时，以避免引起术后头痛。

颈部手术的患者，在麻醉清醒后，如果血压稳定，可采取半坐卧位，以有利于引流。

19. 吸氧有哪些注意事项？

术后吸氧是维持机体生命活动的常用治疗方法。在吸氧过程中，需要注意以下问题：①使用鼻导管吸氧时应闭上嘴用鼻子深呼吸；②吸氧时医护人员已根据患者的病情调节好氧气流量的大小，不要自己随意调节氧气流量开关，氧气流量过小或过大都会对患者的病情带来不利影响；③由于氧气助燃，所以在使用氧气的病房内不允许使用明火、吸烟、放置易燃物品等，以避免引发火灾；④注意不要用带油的手拧旋钮，也不可用力摩擦氧气开关旋钮；⑤患者在吸氧过程中出现恶心、咳嗽等不适的感觉或发现输氧装置有任何的异常，应及时告诉医护人员；⑥鼻孔插入氧气管后会感觉不适，但这是治疗的需要，患者应慢慢适应，而不应自行拔除氧气管或调整氧气管的插入深度；⑦吸氧应不妨碍进食和饮水。

腰麻：为蛛网膜下腔阻滞的简称，即将局麻药物注入蛛网膜下腔，暂时使脊神经前根和后根的神经传导阻滞的麻醉方法。

硬膜外麻醉：将局麻药注入硬脊膜外腔，暂时阻断脊神经根的神经传导的方法。

20. 术后为什么要活动手术一侧的肢体？

术后活动术侧肢体有很多好处，如可以促进淋巴回流，减轻手术一侧肢体的水肿，也可以增加肌肉、关节的活动，预防**关节强直**、肌肉失用性萎缩等并发症，因此患者要在医护人员的指导下尽早活动术侧肢体。在进行术侧肢体活动时需要注意：①循序渐进，先进行被动运动，比如在别人或健侧肢体的帮助下，术侧肢体不用力进行肌肉、关节的活动，然后逐步过渡到主动运动；②患者在进行术侧肢体活动时，需要严格按医护人员的要求进行，什么时间进行什么样的运动，不能操之过急，以免影响病情的恢复；③活动量应由少至多，应根据患者的耐受力逐渐增加其活动量；④在日常生活中应尽量使用术侧肢体，如使用术侧肢体梳头、刷牙等。

21. 家属应如何对待手术后患者的疼痛等不适？

手术后患者常有疼痛、发热、恶心、呕吐等不适，除了医护人员给予镇痛药、降温药物和止吐药物等药物外，家属还可采用以下方法，缓解患者术后的不适：①让患者听音乐，数数，讲讲患者感兴趣或让其高兴的事情，这样可分散患者的注意力，从而减轻疼痛；②咳嗽时双手向内按压保护伤口，避免震动伤口而引

关节强直：人体关节在病理状态下功能受限所导致的屈伸不利，僵硬、发挺的一种状态。

起疼痛；③病情允许时鼓励患者多饮水；出汗多者要及时擦拭，并更换衣物；④保持良好的心态对待出现的种种不适；⑤为能进食的患者准备营养丰富、色香味美的食物，增进患者食欲，以利于康复。

22. 手术后伤口疼痛怎么办？

麻醉作用消失后，患者会出现伤口疼痛，这是一种正常的生理反应，随着术后时间的推移，疼痛会逐渐消失。下面的措施可以减轻术后疼痛：①患者在翻身或活动时要避免引流管移动、牵拉而引起疼痛；②指导患者翻身、深呼吸或咳嗽时，要用手按压伤口部位，避免因伤口张力增加或震动引起的疼痛；③采用分散注意力的方法来减轻疼痛，如听音乐、数数等。

如果疼痛无法缓解，患者在术后早期可使用镇痛药，可采用注射、安镇痛泵、口服等方法给药。

23. 手术后什么时候能饮水和进食？

营养和水分的摄入直接关系到患者的代谢和术后康复。甲状腺癌术后第 2 天上午可进清淡易消化的半流食。

24. 手术后何时能下床活动？

术后不需限制活动的患者应尽早下床活动，以利于康复。下床活动的时间及方式等要根据病情和耐受程度循序渐进。可先在床边坐一坐，再在床旁站立，然后过渡到室内慢走，最后至户外活动。

25. 下床活动要遵循哪些原则？

患者术后下床活动要遵循早期、渐进、看护的原则。首先，患者如果没有下床活动的禁忌，一般在术后应尽早下床活动。其次，下床活动应该循序渐进，根据病情的恢复情况逐渐增加活动量。在下床活动时必须有护士或家属的看护，严防跌倒摔伤。冬季要注意保暖，避免受凉。

26. 为什么手术后一活动往往会感到气喘、汗多？

经过手术后，早期下床活动时，由于患者身体虚弱，常会感觉很累，有些患者甚至出现气喘、汗多的现象。所以患者活动时要遵循循序渐进的原则，在家属陪护下先在床边活动，再在病房内走动，逐渐过渡到病房附近活动。

27. 患者手术后为什么汗多？

术后大多数患者汗多，这是因为：①手术对于机体来说是一个比较大的打击，对身体的各个器官都有影响，尤其是内分泌系统，加之术后机体比较虚弱，因此容易出汗；②手术后机体的内分泌系统受到干扰，调节功能发生紊乱，也会引起出汗；③手术后切口疼痛、紧张、焦虑等原因，也会增加出汗。对于出汗，患者及家属不用太担心，随着机体的康复，出汗会逐渐减少，恢复到正常水平，必要时可吃中药来调理。

28. 手术后尿管要保留多长时间？

保留尿管的时间长短需依据病情来决定。没有泌尿系统疾病，手术后能下床自己解小便的患者，医护人员会根据病情尽早拔除尿管，使患者恢复到正常的排尿状态。

29. 尿管保留期间要注意哪些事项？

保留尿管是病情的需要。在尿管保留期间患者及家属需要注意：①多饮水，以保证足够的尿量，达到冲洗泌尿道和尿管的目的。卧床期间应经常更换体位，以促进膀胱内尿液的排出；②保持尿道口清洁，特别是女性患者，外阴和尿道口要注意清洗；③务必要保持尿管通畅，在翻身、活动时，防止尿管受压、扭曲、脱出；④保留尿管期间，如有不适应及时告诉医护人员，不要自行拔除尿管，否则尿管前水囊会损伤尿道；⑤长期保留尿管的患者，下床活动时，引流袋需低于臀部，以防止尿液逆流；活动时可将引流袋固定于腿部内侧，这样不会影响活动。不要在引流袋上施加压力，以免尿液逆流。平时应关闭尿管，每 2~3 小时开放 1 次，但前列腺肥大、膀胱功能失代偿的患者例外。保留尿管期间如有不适或尿液有异常，应及时与医护人员联系。

30. 拔除尿管后解不出小便怎么办？

大多数患者在拔除尿管后都会顺利地解出小便。但有个别患者在拔除尿管后因为各种原因（功能性或器质性）而解不出小便，此时千万不要着急，因为功能性的原因是大多数的，只要方法得当，就可以尽快恢复自行排尿，如听听流水声，用温水缓缓冲洗外阴，轻轻环形按摩下腹部，也可以放置热水袋进行下腹部热敷，通过这些方法可刺激膀胱肌肉收缩从而引起排尿。一部分患者拔除尿管后由于不适应卧床排尿而出现排尿困难，如病情允许，可以让其蹲在床上或站立床旁排尿。经过以上方法，大多数患者都能自行排出小便。如果还不能自行排尿，医护人员会分析原因并给予相应的处理。

31. 拔除尿管后解小便疼痛怎么办？

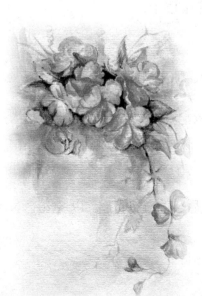

大多数患者拔除尿管后不会有解小便时疼痛的感觉。个别患者有这种感觉是因为在安置尿管时可能使尿道轻微的损伤，在保留尿管期间如果在活动、翻身时牵拉尿管也会引起尿道黏膜的进一步损伤，在拔除尿管后初次解小便时就会有疼痛的感觉。这种疼痛很快就会自

17

行缓解，患者不必过分紧张。此时多饮水有助于症状的缓解，如果疼痛长时间未缓解或进一步加重，应及时告诉医护人员，医护人员会做出相应的处理。

32. 术后伤口需用酒精消毒吗？

术后伤口消毒尽量不要使用酒精，酒精刺激性强，用酒精消毒伤口会出现痛痒等不适。伤口拆线后，在家中可把纱布去掉，让机体自我恢复。注意保持伤口处清洁干燥，如有需要可用无菌棉签蘸生理盐水进行局部擦拭。

33. 为什么甲状腺癌首次手术很关键？

肿瘤的首次手术是非常关键的，首次手术应尽量做到彻底切除，不然复发以后往往会影响治疗效果。甲状腺癌也同样如此，甲状腺癌患者和医生都应重视首次手术，许多病变广泛的甲状腺癌应尽量做到彻底切除，如果切除不全则会影响治疗效果，因此不要轻易把希望寄托在其他非手术等治疗手段上。

34. 甲状腺癌术后护理有哪些注意事项？

（1）注意保持引流管的通畅，一般术后 2~5 天拔除。

（2）术后出现呕吐，应将呕吐物及时清理干净，以防止污染伤口和敷料。

（3）注意保持颈部水平位置，避免后仰前屈过度，以免影响正常愈合。

（4）术后慢慢由**流食**、**半流食**过渡到**普食**，并注意营养搭配，避免刺激性食物。

（5）积极进行心理疏导，开导帮助患者克服悲观厌世情绪，增强其生活信心。

（6）保持手术部位的清洁与干燥，避免摩擦、挠抓及接触刺激性较大的肥皂、酒精、胶布等。

35. 甲状腺癌术后咽喉疼痛怎么办？

甲状腺癌手术中因全麻而需要气管插管，气管插管是将一个硅胶管通过口腔、咽喉插入气管内，会对咽部造成一定损伤。同时，甲状腺癌手术还会刺激负责吞咽的咽缩肌、气管和食管，因此，术后经常有患者主诉咽喉疼痛。此时不要紧张，一般不需特殊处理，多喝水，可以进温凉的食物，也可用冰棍来缓解疼痛，一般数日内可逐渐缓解。

36. 甲状腺癌患者手术后多久可以进食？

甲状腺癌患者术后根据恢复情况决定进食时间。一般无明显

流食：一种呈液体状态、在口腔内能融化为液体，比半流质饮食更易于吞咽和消化的无刺激性的食物。

半流食：一种比较稀软烂、易消化、易咀嚼、含粗纤维少、无强烈刺激呈半流质状态的食物。

普通：即普通饮食。

恶心、呕吐等不适，术后第一天上午就可以开始进食了。术后可以吃一些软和、清淡的食物，如粥、米汤、鸡蛋羹等。

37. 甲状腺癌手术后伤口肿胀发硬怎么办？

手术伤口肿胀发硬是术后伤口水肿反应所致。因为甲状腺癌手术中要大范围分离切口上下的皮瓣，这极易造成切口周围组织的水肿。特别是中老年女性，因为皮肤比较松弛而且脂肪组织较多，故术后伤口很容易水肿。一般术后随着水肿的吸收伤口会逐渐恢复平整。

38. 为什么甲状腺癌手术后吞咽会有牵拉感？

这与甲状腺癌手术后瘢痕收缩有关。因为，虽然甲状腺癌术

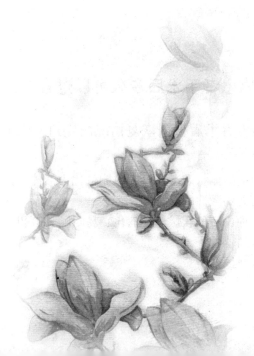

后颈部仅有一条线样的瘢痕，但实际的手术创面要比这一瘢痕大得多。这一创面与颈部的切口一样需要形成瘢痕才能复原，而在这过程中瘢痕会收缩牵拉创面附近的气管而造成吞咽时的牵拉感，甚至会刺激气管引发咳嗽。

39. 甲状腺癌手术后为什么说话正常但感觉比较吃力？

甲状腺癌手术后说话感觉比较吃力主要是因为甲状腺癌术中为了避免损伤喉返神经，往往会对它进行解剖分离，这样可能会引起喉返神经的水肿或影响它的血供，以至于会出现说话比较吃力的感觉。但这一感觉会随着水肿的消退和血供的恢复而在术后3个月左右逐渐消失。

40. 拔除引流管后伤口还有渗液流出怎么办？

手术后放置引流管能引流伤口的渗血、渗液并能及时发现术后的并发症，如伤口出血、乳糜漏、感染等。一般当引流管引出的液体很少时，就可以考虑拔管了。但引流管拔除后还有一些渗液未完全引出，因此会从原置管处流出，如果渗液未湿透覆盖伤口的纱布则可以继续观察，不用特殊处理；如果渗液较多，将纱布湿透，则要到医院让医生进行处理。

41. 出院后发热怎么办？

通常在手术后 3~5 天，患者体温会轻中度升高，但通常在

21

38℃左右。这是机体对手术创伤的一种正常反应，一般不需要特殊处理。如果体温高于 38℃或患者对体温升高感觉不适，可用温水擦浴、酒精擦浴、冰袋冷敷等方法进行物理降温。一般在手术后 3~5 天体温恢复正常后又升高，则有可能是发生了切口感染或其他并发症，此时医生会查找原因，并做相应处理。

42. 手术后可以坐飞机吗？

乘坐飞机时高空中机舱内的压力比在地面时要小，体内血管血压与环境压力的差值加大，易造成手术伤口撕裂和出血，且出血速度更快。所以做过手术的患者最好在近期内不要乘坐飞机，以免飞行途中压力变化，使得闭合的伤口再次撕裂以及术区血管出血。

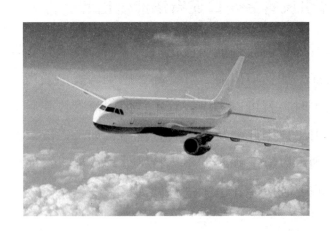

43. 甲状腺切除后对今后生活有何影响？

甲状腺大部切除术对大部分患者术后的生活没有特殊影响，但是部分患者会出现甲状腺功能低下的症状，需要服用甲状腺激素替代治疗。少部分患者在甲状腺癌术后出现复发和转移，需要进一步治疗。

44. 颈淋巴结清扫术后可能有哪些并发症？如何预防？

（1）颈部积液：是颈淋巴结清扫术后经常遇到的问题。由于颈部手术创面大，渗血较多，因此术后需加压包扎，部分患者由于各种原因造成局部加压包扎不到位而导致颈部积液，一般经过抽出积液和加压包扎都能治愈，只有极个别患者经上述处理无效，才会再次手术清除血肿和积液。

（2）面部肿胀：由于颈淋巴结清扫术中有可能会切除颈内静脉和颈外静脉，术后头面部静脉回流障碍可导致面部肿胀。一般术后 1 周左右肿胀开始消退，放疗后的患者肿胀消退会慢一些。

（3）术后肩功能障碍：患者表现为肩部不对称，部分患者伴有肩部疼痛，术侧上肢上举困难，主要发生于根治性颈淋巴结清扫术的患者。由于颈转移灶侵犯了颈部的神经、血管而需要行根治性颈淋巴结清扫术，而根治性颈淋巴结清扫术就会不可避免地将病灶和副神经一同切除，从而会导致术后患侧的肩部肌肉萎缩，肩部骨（肩胛骨）隆起，肩部外观不对称及上肢上举困难。术后多做举上肢的动作，可以改善肩功能（有关上肢功能锻炼的具体步骤见本书功能康复部分）。

（4）乳糜漏：在颈淋巴结清扫术中发生率较低。由于左侧淋巴管解剖上的特殊性，如果术中损伤左侧淋巴管就会导致淋巴液外渗，即乳糜漏。发生乳糜漏后，一般应进行加压包扎和颈部负压吸引，数日即可治愈，极少数患者会因保守治疗无效而需再次手术缝合淋巴管。

45. 甲状腺癌术后需要放疗吗？

除甲状腺未分化癌以外，其他类型的甲状腺癌对放射治疗都不敏感，而且甲状腺周围邻近的器官、组织如气管软骨、食管及脊髓等对放射线耐受性都较低，大剂量的放疗常会造成严重并发症。故甲状腺癌术后一般不需要放疗。

46. 甲状腺手术后几天能拆线？拆线后几天可以洗澡？

甲状腺手术后一般 5~7 天可拆线。拆线后洗澡：①看伤口的愈合情况。一般愈合良好，无红肿、疼痛、化脓等，拆线 3~7 天后就可以洗澡了，但洗澡时不能大力揉搓伤口周围，以防撕开伤口；伤口局部浸泡时间不应该过长，毕竟局部刚愈合的伤口皮肤较薄，长时间浸泡容易引发感染；②根据患者身体恢复情况。洗澡需要患者能基本自理，术后患者体质弱，长时间洗澡容易造成虚脱，一般主张采用淋浴的方式，应避免盆浴或泡澡。

47. 如何预防瘢痕的形成？

甲状腺癌患者女性较多，她们对术后颈部瘢痕是否会影响美观极为关心。在一些特殊职业的妇女，如演员、教师尤为突出。外科手术不仅要切除显露于颈部的隆起肿块，将这一影响容貌的因素去除，另一方面还要尽量减少切口瘢痕对美观的影响。甲状腺癌手术切口多数是沿颈部皮纹走行，切口长短根据手术需要进行选择，术后瘢痕通常不会很大。

48. 甲状腺癌患者术后出现进食呛咳怎么办？

甲状腺癌手术后患者进食呛咳主要与喉上神经损伤有关。喉上神经来自迷走神经，分内外两支，内侧支为感觉支，分布于喉黏膜上，外侧支为运动支，分布于环甲肌上，与甲状腺上动脉贴近。手术中结扎甲状腺上动脉及分离甲状腺悬韧带时有可能会刺激或损伤该神经。喉上神经位置高低不一，神经束粗细不一，在通过下颈领式切口手术时寻找它不太容易，如肿瘤位于甲状腺上极时就更难寻找。对于恶性肿瘤的治疗原则应以切净肿瘤为主，故有时不得不切断该神经。

出现因喉上神经损伤引起的饮水呛咳时，一般不需特殊治疗，可进一些糊状的食物，使用营养神经的药物，多在数日内可恢复。

49. 为什么甲状腺癌术后患者会出现进食阻挡感？

甲状腺癌手术会刺激负责吞咽的咽缩肌、气管和食管，因此，术后部分患者会出现吞咽疼痛。在术后一个较长的时间段内，参与吞咽的肌肉逐渐修复，此时会出现进食阻挡感。

50. 为什么有的甲状腺癌患者术后高音唱不上去？

甲状腺癌患者术后高音唱不上去主要与喉上神经或喉周围肌肉损伤有关。喉上神经外支紧贴甲状腺的上极进入并支配环甲肌，通过变换环状软骨和甲状软骨的相对位置，参与维持喉部各肌的紧张度。因此，喉上神经外支的功能状况和喉周围的肌肉可影响声音的质量。在处理甲状腺上极时极易损伤喉上神经外支。喉上神经外支损伤后环甲肌失去功能，声带内收作用减弱，喉部肌肉的紧张度降低，发音质量发生变化，可出现声音变粗、变弱，音调降低，易发音疲劳，一般不会出现声音嘶哑，讲话频率范围可缩小，声带振动会失去同步性。喉镜检查时，双侧声带均能活动，但伤侧声带比较松弛并呈波纹状。

51. 为什么有的甲状腺癌患者术后会出现声音嘶哑？

声音嘶哑主要与甲状腺癌手术中刺激、损伤喉返神经有关。两侧喉返神经在甲状腺腺叶的内后方均走行于气管、食管间沟，喉返神经与甲状腺下动脉关系复杂。绝大多数喉返神经在甲状腺下动脉之深侧，于是甲状腺肿大时喉返神经走行方向移位不是很大，手术不易损伤。但当喉返神经走行于甲状腺下动脉浅面或分叉之间时，则甲状腺肿大时血管也随着移位，可牵拉喉返神经向前、向外移位，神经走行的方向从原来与身体纵轴平行的位置，变成与身体纵轴垂直，手术中在切断血管时易造成喉返神经损伤。外科医生会重视每一例手术，在手术中会解剖喉返神经并加以保护。

另外一种少见的甲状腺癌术后声音嘶哑的原因是麻醉过程中出现的环杓关节脱位，只要发现较早，通过环杓关节复位，声音嘶哑通常会很快恢复。

52. 甲状腺癌患者手术后声音嘶哑能恢复吗？

声音嘶哑主要是甲状腺癌手术中刺激、损伤喉返神经所致。喉返神经损伤分为暂时性损伤和永久性损伤两大类。术中单纯挫伤一般为暂时性损伤，术后均能恢复；如术中切断或结扎喉返神

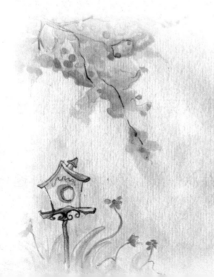
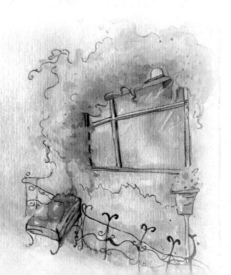

经则为永久性损伤，术后一般不能自行恢复。

53. 手术后出现手脚麻木怎么办?

甲状腺癌患者手术后出现手脚麻木主要与手术中甲状旁腺受损有关。甲状旁腺负责体内钙磷代谢，甲状旁腺损伤会引起低钙和手脚麻木。由于：①除上甲状旁腺位置较为恒定外，下甲状旁腺位置变化较大，不易寻找；②甲状旁腺非常小，直径仅 2~3 毫米，外观上易与淋巴结和脂肪颗粒混淆，手术当中很难识别；③甲状旁腺营养血管纤细，即使发现也无法保证完全不伤及甲状旁腺的血供；④甲状腺癌或转移的淋巴结会向外侵犯，有时会累及甲状旁腺。所以甲状腺癌手术后有可能出现甲状旁腺功能改变的各种表现，主要表现为手脚麻木、口周针刺感，有时会出现手足抽搐。

54. 什么是甲状腺功能减退症?

甲状腺功能减退症是甲状腺激素合成、分泌或生物效应不足导致的一组疾病。

55. 甲状腺癌患者术后出现的甲状旁腺功能减退症状会缓解吗?

　手术引起甲状旁腺功能减退的症状一般于手术后 2~3 日逐

渐出现，个别病例数小时即可出现症状，也有的患者术后 1 周才开始出现。

甲状腺癌手术后甲状旁腺功能减退的原因一般有：①甲状旁腺被切除；②甲状旁腺血液循环发生障碍，使甲状旁腺激素分泌受到影响；③甲状旁腺受到严重挫伤等。

一般情况下，除了误切甲状旁腺，其他原因引起的甲状旁腺功能减退及低钙血症均为暂时性的，一旦甲状旁腺功能恢复，病情自会痊愈。

56. 如何治疗患者术后出现的甲状旁腺功能减退？

治疗方法主要有以下三种：

（1）饮食疗法：甲状旁腺功能不足的患者，应给高钙、低磷饮食，如多吃大米、水果、豆制品、海带等，避免食用含磷较高的食物，如牛奶等乳制品、肉类、蛋类、花生米、核桃等。

（2）药物治疗：在发作期，最有效的措施是立即静脉滴注钙剂。症状减轻时可口服钙剂。还可给予镇静剂，用于改善神经功能状况，减少手足抽搐的发生。除此之外，还需补充维生素D，促进钙自肠道的吸收，提高血钙浓度。

（3）甲状旁腺移植术。

57. 患者脸部发木，没有感觉，如何恢复？

甲状腺癌患者术后因神经损伤会出现面部麻木，在不影响伤

29

口的情况下可进行局部按摩，只要面神经未被切断，一般 3~6 个月多能恢复。同时可口服一些营养神经药物，如维生素 B_1、维生素 B_{12} 等。伤口长好后可辅以理疗来恢复。

58. 为什么颈淋巴结清扫术后胳膊抬不起来？

颈淋巴结清扫术后，由于切除了颈部的第 2、第 3 及第 4 颈神经，整个颈部、耳垂、上胸部、肩部皮肤感觉会丧失，会觉得耳垂、脖子是麻木的，还会感觉肩膀酸痛、发沉。

59. 为什么颈淋巴结清扫术后会出现脸肿？

颈淋巴结清扫术后，由于切除了颈部的淋巴和脂肪组织，以及多数颈部细小血管，整个颈部、面部的血液、淋巴液回流障碍，组织液淤积于颈部和面部，造成颈部和面部肿胀。术后随着颈部淋巴引流和血液回流的重建，颈部和面部肿胀会逐渐缓解。

60. 为什么有时术后引流管可引出乳白色液体？

颈淋巴结清扫术后从引流管引流出乳白色液体，是发生了乳糜漏。乳糜漏在胸外科手术中可见发生，称乳糜胸。甲状腺癌手术发生率很低，其为颈淋巴结清扫时伤及胸导管或右淋巴干所造成的一种并发症。

右颈淋巴干主要收集右上肢、右头颈部淋巴液，然后注入右锁骨下静脉和颈内静脉交角处。左侧的胸导管主要收集腹腔、盆腔脏器及左上肢、左头颈部淋巴液，然后注入右锁骨下静脉和颈内静脉交角处。左侧引流淋巴液量明显多于右侧，因此乳糜漏以左侧最为多见。

61. 手术后患者出现乳糜漏该如何处理？

术后出现**乳糜漏**的处理应视引流量的多少而定。小的淋巴管损伤，引出的淋巴液量相对较少，经过充分引流常能自行愈合，不需特殊处理。而淋巴管主干损伤时引流液量大，血浆中大量血浆蛋白丧失，对人体影响较大，需手术处理。

多数患者通过适当补充液体以维持水电解质平衡，适当补充蛋白质及维生素，充分引流，应用抗生素后引流液量可逐渐减少最后痊愈。经过合理的非手术治疗，引流液体量无明显减少，时间超过数周乃至数月不愈者，往往要再次手术，以便彻底结扎损伤的淋巴管。

62. 手术后为什么会感到疼痛？

（1）切口疼痛：多在麻醉清醒后的 24 小时内出现，麻醉药效消失后，组织的伤害依然存在。

（2）内置的引流管路造成的疼痛。

乳糜漏：是甲状腺癌颈淋巴结清扫术后常见并发症，其产生原因是在行颈淋巴结清扫术中损伤颈段胸导管或淋巴管。

（3）牵扯性疼痛：手术时，机体组织和器官等受到一定牵拉，手术后容易导致剧烈疼痛；另外翻身、咳嗽等，也会引发牵扯性疼痛。术后牵扯性疼痛大多发生在手术之后的 2~3 天。

（4）心理因素导致的疼痛：术后由于疼痛，会使患者感到不适，产生不同程度的焦虑，从而影响患者休息和睡眠，如此不仅对术后恢复不利，反而还会加重疼痛。同时，患者的心理素质，对疼痛的认识等，都会影响患者对疼痛的感觉。

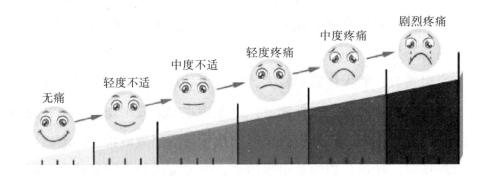

63. 手术后伤口疼痛怎么办？

麻醉作用消失后，患者会出现伤口疼痛，这是一种正常的生理反应，随着术后时间的推移，疼痛会逐渐消失。下面的措施可以减轻术后伤口疼痛：①患者在翻身或活动时要避免各种引流管移动、牵拉；②指导患者翻身、深呼吸或咳嗽时，要用手按压伤口部位，避免因伤口张力增加或震动而引起疼痛；③采用分散注意力的方法来减轻疼痛，如听音乐、数数等。

如果疼痛无法缓解，患者在术后早期可使用镇痛药，可采用注射、安镇痛泵、口服等方法给予镇痛药。

64. 镇痛药是否会影响伤口愈合？

认为镇痛药会延缓伤口愈合是错误的。疼痛不仅是一个症状，它对机体还有极大的影响。疼痛可以促进肾上腺素和去甲肾上腺素分泌，使蛋白质和氧气的消耗增加，从而产生更多的二氧化碳，使免疫细胞的活性和功能减低和下降。所以术后遵医嘱使用镇痛药不会影响伤口愈合，而是促进伤口恢复、提高患者手术后生活质量的有效方法。

65. 使用镇痛药是否会上瘾？

的确有些患者会因不当用药而造成镇痛药上瘾，但并非所有镇痛药都有上瘾问题。吗啡、哌替啶（度冷丁）等药物都属过量使用会引起上瘾的药物，因而此类药物必须在专业医疗人员的严格控制下使用，以确保将其副作用及上瘾危险降至最弱和最低；而且此类药物需要具有处方权的医生开具医嘱，再由专业护士进行执行和服药后的观察，以加强使用此类药物的安全性。故使用镇痛药时不要过分担心。

66. 为什么用了镇痛药还是会感到疼痛？

每个人对疼痛的耐受力不同，因而对疼痛的感受也不同。医生给药会受到患者疼痛主诉的影响，患者又往往因害怕成瘾、不了解镇痛治疗而不按时服药，这就容易造成镇痛效果不尽如人意。镇痛药要遵医嘱按时服用，并按照正确的指导用药，如吗啡控释片服用时不可切开或咬碎，芬太尼贴剂普通型不可用剪刀剪开。切忌痛时才服药，不痛不服药，应了解药物的作用及副作用，及时向医生反馈自己疼痛缓解程度，以便于医生按疼痛程度及时调整药物。

67. 家属应如何帮助患者减轻手术后的疼痛等不适？

术后患者常有疼痛、发热、恶心、呕吐等不适，除了医护人员给予镇痛、退热和止吐等药物外，家属还可采用以下方法，缓解患者术后的不适：①让患者听音乐、数数，讲讲患者感兴趣或让他高兴的事情，这样可分散患者的注意力，从而减轻疼痛；②患者咳嗽时用双手向内按压保护手术伤口，避免伤口震动而引起疼痛；③病情允许时鼓励患者多饮水；出汗多者要及时擦拭汗液，更换衣物；④保持良好的心态对待出现的种种不适；⑤为能进食的患者准备营养丰富、色香味美的食物，以提高患者食欲，利于康复。

68. 手术后为什么会觉得头晕、恶心？

头晕是全麻后常见的不良反应，是麻醉药的副作用，与个人体质有关系，有的人明显，有的人不明显；头晕也有可能是由术后的低血压、低血糖引起的，此时遵医嘱对症治疗即可。手术后为什么会恶心、呕吐呢？大脑中有一个专管呕吐的神经中枢，名叫呕吐中枢。呕吐中枢可以感受到体内复杂以及微妙的化学物质的变化，也可以通过呕吐中枢来接受视觉、嗅觉、味觉、咽喉、胃肠道、内耳以及冠状动脉的刺激传入，呕吐中枢对这些变化和刺激做出的反应，就是恶心和呕吐。虽然呕吐中枢人人都有，但敏感程度有所不同，有些人更容易出现恶心和呕吐，这包括以下影响因素：①患者因素：低龄、女性、不吸烟、有晕倒病史、肥胖的患者更易发生呕吐；患者术前因精神紧张而呼吸加快，不自主地吞入大量空气，引起胃肠道上部膨胀，也会诱发恶心、呕吐；术前患者禁食时间不够，饮食未能很好控制，进食较多易产气或刺激性食物也会引起术后恶心；②麻醉因素：吸入性麻醉药、阿片类镇痛药会直接作用于呕吐中枢，麻醉药剂量越大，麻醉时间持续越长，恶心、呕吐发生率越高；③手术因素：长时间手术会对胃肠道运动产生抑制作用，导致消化液和气体潴留，胆汁反流入胃，达到一定的量就会引起恶心、呕吐。有以上三类因素中女性，使用阿片类镇痛药，不吸烟，有手术后恶心、呕吐史或晕动病史四种因素的属于高危人群，具备以上一种情况者术后恶心、呕吐发生率增加 20%。

69. 术后发生头晕怎么办？

首先应告诉医护人员，使医护人员关注术后的生命体征，并诊断头晕是否是血压、血糖、心律等因素造成的，然后对症治疗。如只是因为麻醉引起的，则过几天头晕的感觉就会随着麻醉药的代谢而慢慢消失。

70. 术后发生恶心怎么办？

首先患者和家属不需要过分紧张，随着麻醉药作用的消失，恶心的症状也会逐渐缓解。减少术后恶心的危险因素和触发因素，及时纠正水和电解质紊乱、术后少量多餐、避免油炸食物均可减轻恶心。当出现恶心、呕吐时可做深呼吸，呕吐时头偏向一侧，防止呕吐物误吸入气管而引起呛咳和窒息，并应观察呕吐物的颜色、性状及量。呕吐后应立刻漱口，避免口腔异味的不良刺激，并可使用止吐药物止吐。

71. 手术后为什么要活动？

（1）肿瘤患者血液处于高凝状态，外加术后止血药物的应用，手术和全身麻醉时间较长，术后因疼痛和虚弱造成的长期卧床等都会引起下肢深静脉血栓的形成。活动可促进静脉回流，减少血液淤滞，减少血栓形成的可能性。

（2）其次术后卧床的患者，早期常会出现没食欲、消化不良、便秘等不适，这些都与术后缺少活动密切相关，活动可以帮助消化功能的恢复，可促进消化和吸收。

（3）适量的活动，可以保持良好的肌肉张力，增强全身活动的协调性。

（4）防止压疮形成，久卧在床的患者，着床一面的皮肤，尤其是骨突位置，如枕后、肩胛骨、骶尾部、脚后跟等，会有发生压疮的危险，尤其是瘦弱的患者更易发生压疮。一旦发生压疮，愈合是一个漫长的过程。所以多变换体位、增加活动量，避免同一体位时间过久，可以大大减少发生压疮的危险。

（5）活动还有助于缓解心理压力，提高睡眠质量，促进生活自理能力的恢复，并且会给患者带来无形的积极暗示。

72. 手术后应该如何活动？

（1）床上活动：患者在床上输液的时候，可以选择仰卧位，交替抬腿。先抬一条腿，与床面呈30°，累了再换另一条腿，可以抬腿将脚面绷直，也可以像蹬自行车一样活动双腿；或者平躺着，使自己的小腿肌肉收缩。这些活动可以让有力的小腿肌肉将血液挤压回心脏，促进血液循环。如果患者喜欢坐位，可以在输液的同时，慢慢活动非输液的手臂。如向前、向后、轻轻旋转肩膀，上抬、外展上肢，这样会减轻肩关节的疼痛，帮助患者恢复上肢的肌力；手指的每个关节可以试着握紧、放松，旋转手腕等。床上的活动会让患者的下床活动更加顺利，避免发生因久不活动而引起的肌力下降和肌纤维的萎缩。

（2）床旁活动：在床旁活动的时候，需注意保护患者身上的各种管路，小心千万不要拉脱这些管路。开始可以在床上坐3分钟，或在床旁坐3分钟，然后原地站起来踏踏步，累了再坐到床上，或者在床旁的椅子上坐坐。活动需循序渐进，切不可操之过急。待身体情况允许，可在走廊内散步，但最好不要离病房太远，以免突发不适而来不及处理。如果在活动的过程中出现头晕、心慌等不适感觉时，应及时通知护士并躺在病床上休息。

73. 手术后为什么不宜让很多人来探视？

手术后的患者丢失大量血液，营养摄入不足，免疫力下降，院外人员会将细菌带入病房，引起患者感染，也会影响医生、护士进行无菌操作的环境。另外术后患者身体多虚弱，不宜进行过多交谈，以免损耗体力，引起情绪波动。同时过多的探视还会影响患者做康复治疗的时间。

74. 手术之后患者可以做什么运动？

甲状腺癌术后第 2 日可在家属协助下逐渐半卧、坐起甚至站立，甚至可在家属搀扶下进行床旁活动。

患者出院后 1 个月内应避免重体力活动或较剧烈运动，同时还应避免伤口局部的剧烈活动，例如猛烈摇头、仰头或提重物。

75. 如何使用水银体温计测量腋下体温？

（1）检查体温计的完整性，将已消毒或清洗过的体温计甩至 35℃以下。

（2）将腋下皮肤上的汗液擦干，如腋下皮肤有破损或伤口，应换另一侧测试。

（3）将体温计的水银端放入腋窝中间处并紧贴皮肤，体温计水银端不能暴露在外，测试时间 5~10 分钟，然后取出体温计。

（4）视线与体温计刻度水平读数；读数后要及时将体温计的水银甩至 35℃ 以下。

人体正常腋温在 36.5℃ 左右，24 小时的体温会有一定的波动，一般早晨体温偏低；人体体温会有一定的个体差异，但差异不会很大；应避免在喝热水、进餐、吃冷饮、沐浴、剧烈运动后及情绪激动时测量体温，这些情况下应休息半小时后再进行测量。

76. 手术后发热是正常的吗？

外科术后患者出现发热多为吸收热，属于正常现象。外科术后患者一般都有体温升高的情况，但体温一般不超过 38.5℃，3 天左右可逐步自行恢复正常，这是由于手术创伤，机体自身吸收局部的积血、积液而产生的无菌性炎症反应，这种反应称为外科吸收热。对于这种情况应该密切观察体温变化情况，患者要多饮水。如果患者体温>38.5℃，应采取有效的降温措施，例如物理降温或遵医嘱使用药物降温。

77. 手术后发热时怎么办？

（1）严密监测生命体征，重点观察体温变化。

（2）采取有效的降温措施，通常使用物理降温方法，例如冰袋冷敷、酒精擦浴、温水擦浴等。冷敷时注意不能长时间在同一部位，最长时间不超过半小时；不可以在心前区、腹部、后颈部、足底冷敷。

（3）对于高热患者可遵医嘱使用药物进行降温，常用药物有吲哚美辛栓，经肛门给药。注意事项：用药后应监测生命体征变化情况。退热期会大量出汗，患者应多喝水补充体液，防止脱水；加强皮肤的护理，随时擦干汗液，保持皮肤清洁干燥，及时更换床单和衣服，防止受凉。

（4）发热患者应卧床休息，休息环境应保持安静。

（5）提供含足够蛋白质、维生素的流质、半流质饮食，以补充营养物质，同时患者应多饮水。

（6）加强口腔的护理，保持口腔黏膜湿润。

（7）安全护理：高热的患者容易躁动不安，应防止其坠床、跌倒，必要时加床档或使用约束带约束患者。

78. 什么是物理降温？

物理降温是用低于人体温度的物质作用于人体皮肤，通过神经传导引起皮肤血管的扩张或收缩，增强皮肤的散热能力，从而达到降低体温的方法。分为局部降温和全身降温，局部降温包括使用冰袋、冰帽；全身降温包括温水擦浴、酒精擦浴、使用冰毯机。

79. 如何进行物理降温?

(1)局部降温我们最常使用冰袋。使用冰袋时要先检查冰袋有无破损,检查患者使用冰袋部位的皮肤有无破损,避免患者皮肤和冰袋直接接触,冰袋可用小毛巾包裹,或者用衣物相隔;冰袋应放置在前额、头顶部和体表大血管流经处(颈部两侧、腋窝、腹股沟、腘窝等处);禁止放置在心前区、枕后、足底、腹部等处;放置最长时间不超过 30 分钟,随时观察局部皮肤情况,确保患者局部皮肤无发紫、麻木及冻伤,如有异常应立即拿走冰袋。

(2)全身降温常用温水擦浴和酒精擦浴。温水擦浴方法:盆中盛 32~34℃温水,毛巾浸在水中,然后拧至半干擦拭患者双上肢、腰背部、双下肢,擦至腋窝、肘窝、手心、腹股沟、腘窝处稍用力并延长停留时间,以促进散热。温水擦浴时环境要保持

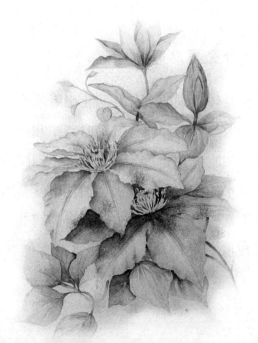

安静整洁舒适，室温应适宜，并关闭门窗。酒精是一种挥发性液体，可刺激皮肤血管扩张，擦浴时在皮肤上迅速蒸发，可带走机体大量热能，散热效果强，操作方法同温水擦浴，使用的酒精浓度为 25%~35%，对酒精过敏和有出血倾向、高热患者禁用。

80. 为什么发热时要保持口腔卫生？

我们口腔的温湿度和残留的食物残渣非常适宜微生物的生长繁殖，因此我们的口腔内存有大量致病和非致病菌。当机体处于健康状态时，机体抵抗力强，唾液中的溶菌酶具有杀菌的能力，再加上喝水、进食、漱口、刷牙等活动可达到减少和清除致病菌的作用，一般不会引起口腔疾患；当机体出现异常而发热时，机体水分大量蒸发，患者唾液大量减少，口腔黏膜干燥，这种口腔环境十分利于病菌迅速繁殖，极易引起口腔炎、黏膜溃疡等口腔疾病。所以患者发热时应特别注意口腔的卫生情况。

81. 发热时为什么要多喝水？

因为要补充身体丢失的水分，防止患者脱水；多喝水还有利于通过代谢帮助散热。人体体温升高时心率和呼吸都会有不同程度的增快，人体细胞代谢也会增快，各种代谢都需要水的参加，所以身体此时对水的需要量会增加，消耗也就会增多。高热时人体为维持相对正常的温度，就要进行自身的调节，其中很重要的一点就是通过皮肤蒸发散热；高热的患者常伴有不同程度的出汗，也增加了水分的丧失，呼吸加快也会挥发一定的水分。所以患者发热时应该多喝水。

82. 发热到什么程度需要用退热药？

当腋下温度高于 38.5℃时需使用退热药，用药的同时进行物理降温能减少药物用量。

83. 发热到什么程度需要尽快到医院就诊？

出现不明原因的反复发热或持续发热，使用药物降温和物理降温不缓解的情况下需要患者及时到医院就诊，切勿擅自反复使用退热药以免延误病情。

84. 发生便秘怎么办？

多活动可促进肠道蠕动，多饮水可帮助软化大便。如发生轻

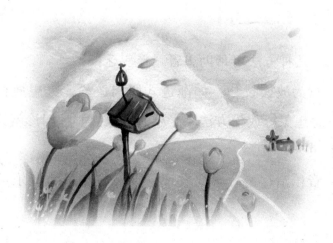

度便秘可食用香蕉、柚子、蜂蜜水帮助肠道蠕动。重度便秘难以自行缓解的患者遵医嘱可服用一些润肠通便的药物，开塞露纳肛、温肥皂水灌肠等可帮助顺利排便。术后切忌因便秘而屏气用力排便，以防止心肺并发症的发生和伤口胀开。

85. 术后为什么会感觉疲乏？

首先应考虑发生术后疲劳综合征的因素。术后疲劳综合征是指患者在大手术后表现为极度疲劳，不能集中注意力，行为缺乏主动性的一组症候群，时间持续数天至1个月不等。与手术创伤的大小、术后营养摄入减少、营养状况改变、术后心肌功能受损、心情焦虑抑郁有关。大手术也会引起机体内分泌、代谢等一系列改变。其次应考虑癌因性疲乏因素。它是由于癌症患者长期的睡眠休息不足、生活学习规律被打乱、营养不良、恶病质、疼痛、体重减轻、毒性代谢物产生、贫血、卧床、药物治疗所造成的。

86. 感觉疲乏怎么办？

有以下几种方法可帮助患者减轻疲乏：

（1）行为放松技巧：如渐进式肌肉放松、冥想放松、减敏感法及意念想象等放松方法。必要时可以去心理门诊就诊，咨询心理医生。

（2）音乐治疗：有研究发现，听平静和缓的音乐可有效减轻患者的焦虑和抑郁，从而可达到缓解疲劳的效果。可以听一些自己感兴趣的音乐，时间不宜过长，每次以 60 分钟为宜，并变换曲目，音量大小要适宜，以不大于 70 分贝为佳。

（3）有氧运动：有氧运动可刺激垂体分泌 β-内啡肽，它是最好的生理镇静剂。运动时机体神经系统产生微电刺激，这种刺激能缓解肌肉紧张和精神抑郁，而且能使大脑皮层放松，从而减轻心理紧张。进行有氧运动时需评估患者的脉搏和活动耐受度，根据患者具体情况调整活动量。运动需循序渐进，运动中任何呼吸短促、脉搏加快、肌肉酸痛等不适症状均需加以注意。散步、骑车等活动均可进行，但应 30 分钟/次，1~2 次/天。

（二）气管切开患者的护理

87. 为什么甲状腺癌患者需要做气管切开？

在手术前，医生可能会告诉患者和家属，手术当中或手术后患者可能需要做气管切开，那是因为：①甲状腺包绕喉和气管，甲状腺癌手术有时会涉及两者；②肿瘤累及一侧或双侧喉返神经。以上两种情况在手术后，患者出现呼吸困难的可能性会很大。为预防手术后出现呼吸困难或窒息，医生会根据病情需要决定是否行气管切开，以保证患者生命安全。

88. 如何防止气管套管脱出？

手术后气管切开的患者应注意套管系带的松紧，应以容纳一指为宜，系带过松可在变换体位或咳嗽时脱出。刚刚手术后的患者由于气道尚未形成窦道，一旦脱管，气道闭塞，可导致窒息。因此要随时注意系带的松紧，不要擅自松解。如果系带太脏需要更换，应在气管切开术后1周，由医生护士进行更换，勿自行更换。

89. 如何清洗气管套管内管？

每天早、中、晚各消毒气管内套管1次。金属套管内管可用煮沸消毒法；塑料的气管套管内管不可使用酒精或消毒液浸泡，只可用蒸馏水或生理盐水冲洗。清洁后再放回外套管内。

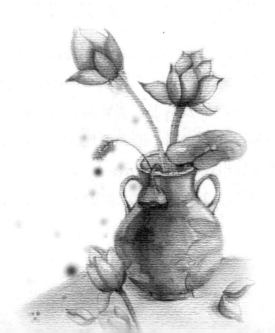

90. 气管切开患者出院后如何吸痰？

家属要经常帮助气管切开患者拍背咳痰，有条件者可购买脚踏式吸痰器，用来抽吸不能咳出的痰液。同时应加强气管湿化以防止痰痂形成。

91. 如何进行气管湿化？

可向气管套管（或造瘘口）内交替注入生理盐水或痰液稀释药物，以防气管内痰痂形成。还应开窗通风，保持室内空气新鲜，保证室内温湿度适宜（以温度22℃、相对湿度80%~90%为宜）。气管切开后，没有了鼻调节吸入空气温度和湿度的作用，空气若干燥，气管支气管黏膜纤毛运动受阻，分泌物易结痂。欲达到合理的湿度，夏天可用湿拖布拖地，冬天可将干净湿毛巾置于暖气片上，但最理想的是使用空气加湿器，以防止痰液结痂。如气管套管口（或造瘘口）内有血痂、痰痂时，勿用别针、发卡等物自取，应速到医院请专科医生予以取出，以免痰痂、别针、发卡等坠入气管，造成气管、支气管异物，而增加患者痛苦。

平日可于气管套管口（或造瘘口）上，遮一湿纱布（单层），以防灰尘、异物坠入气管，同时还可湿润空气。可将纱布制成小儿围嘴样，既便于更换，又便于活动。

92. 在家中如何给气管切开伤口换药？

应每日更换气管套管下的纱布，可用纱球蘸生理盐水清除附着于创面上的血痂、痰痂，再用干净的镊子将新的纱布放在气管套管下。如果为气管造瘘口，用纱球蘸生理盐水将造瘘口周围皮肤擦净即可。气管切开伤口应保持清洁，以争取尽早愈合。

93. 带气管套管患者家庭护理的注意事项？

（1）气管切开后，外界空气不再经鼻吸入，失去了鼻腔对吸入空气的加温、加湿、过滤等作用，过冷、过热或不洁的空气直接从气管切开处进入肺部，可刺激呼吸道黏膜分泌物的增加。因此，气管切开的患者室内应经常通风、洒水或使用加湿器，也可在气管切开处盖一层干净的湿纱布，防止痰液结痂。

（2）保持颈部造瘘口周围清洁，随时擦净造瘘口周围的分泌物，同时每天更换造瘘口处的纱布，以利于伤口愈合。放置于造瘘口内的气管套管的内套管应取出煮沸消毒 4 次/天，以预防造瘘口感染。进食时，用干净纱布遮盖造瘘口，避免食物及其他异物进入造瘘口内，引起呛咳或吸入性肺炎。固定套管的系带需系死扣，松紧度以通过一指为宜，并且应随着颈部变化情况及时调整系带松紧。

（3）注意有效的咳嗽排痰，保持呼吸的通畅。

（4）外出时可在颈部围一块透气性好的纱布遮挡气管切口，以免灰尘或杂物进入。

（5）禁止游泳。洗澡时注意保护，防止水溅入气管内。

（6）定期回院复诊。长期带气管套管的患者，应警惕套管损坏，必要时应由医生换管。

（7）气管套管口（造瘘口）内有血痂、痰痂时，勿用别针、发卡等物自取，应速到医院请专科医生予以取出，以免痰痂、别针、发卡等掉入气管造成气管、支气管异物，增加患者的痛苦。

94. 为什么气管切开患者要保持大便通畅？

因为通过声门的关闭，可提高腹腔和胸腔的压力，以便完成咳嗽、呕吐、排便、分娩和上肢用力的动作。气管切开后这一功能消失，患者无法屏气，所以气管切开患者需要保持大便通畅，还应避免提重物。

95. 气管切开后带胃管患者家庭护理注意事项？

留置胃管期间要遵医嘱进食，每天可用清水或盐水漱口。推注营养液及水后应塞紧管头或反折管口并用纱布包好，以免被污染或有空气进入。应妥善固定胃管，防止其滑脱、移动、盘绕扭曲。脸部的固定胶布，应每天更换，防止因胶布松动而导致胃管脱出。

96. 气管切开患者何时拔除气管套管？

经口进食恢复正常、无伤口感染者，医生会考虑为其拔除气管套管。拔管前需用塞子堵住套管口 48 小时以上，活动后无呼吸困难，能经口排痰的患者，可由医生拔除气管套管。气管套管拔除后局部不需缝合，用纱布覆盖伤口即可。拔除气管套管后刚开始会有痰液从原切口排出，因此纱布潮湿时要及时更换。1 周左右原切口可自然愈合。

97. 气管切开后如何恢复正常饮食？

气管切开术后无伤口感染，患者在医生的指导下可练习经口进食。因为水较固体食物更容易引起呛咳，因此应从糊状和半固体食物（如香蕉、面片等）开始练习。进食前深吸一口气，用手指盖住气管套管口，以便能憋住气，然后吞咽小团软食，每日多次，每次少量进食，然后逐渐过渡到半流食，再到喝水。通过耐心和坚持不懈地努力练习，绝大多数患者可以恢复正常饮食，并拔除鼻饲管。

98. 气管切开患者饮食上有何要求？

患者因病不能经口进食，为保证患者摄入足够的蛋白质与热量及治疗中所需服用的药物，避免其他的并发症，应采取鼻胃置管的喂养方法。食物一般以高热量、高蛋白、高维生素且易消化的流质食物为宜，如奶制品、豆浆、水果汁、肉汤等。

99. 如何给气管切开患者进行鼻饲？

患者对**鼻饲**有一适应过程，因此开始时给予的食物宜少量、清淡，中午可适量并稍高于早晚。第一次推注量不宜过多，以50~80毫升为宜，由少到多逐渐增加，最后可加至200毫升。时间间隔为30分钟至1小时，最长为2小时（也可根据给予的量来决定进食时间间隔）。

推注的营养液过冷、过热，均可引起腹泻或其他胃肠疾病，因此推注前应进行温度测试，可用手腕内侧测试，以不感觉烫为宜，一般为37~40℃。再次推注时先抽吸一下胃管看有无食物吸出，如没有或抽出的只是水或者抽不动，说明胃内的营养液已排空，可再次推注。营养液推注速度不宜过快，量不宜过大，应分次用注射器注入或间断重力滴注。每次推完后再推入20毫升温开水以冲洗管道，以避免营养物堵塞管道。注意每次在推注前把

鼻饲：即鼻饲法，是将导管经鼻腔插入胃内，从管内输注食物、水分和药物，以维持患者的营养和治疗的技术。

空气排尽，以免引起胃部不适及产生饱胀感从而影响注入食物的量。鼻饲后扶患者坐起30分钟，防止食物反流。

100. 如何准备鼻饲营养液？

根据患者机体需要量，一般每日需推注营养液2000毫升左右，气管切开的患者更应该增加水分的摄入，应比正常人增加1000毫升水分的摄入。

每次给患者推注多少营养液就预热多少，已开封的营养液要放在0~4℃冰箱中冷藏（在没有冰箱的情况下可放在冷水中保存）。因为室温下超过4小时，营养液就会腐败变质，推注给患者后可引起腹泻。

在两次推注营养液之间，还可推注适量菜汁、水果汁、汤类等。

101. 如何练习经口进食？

患者在医生的指导下训练经口进食，开始时可进少量黏团状（如汤圆、面团等）、糊状食物。根据手术部位确定进食体位，如右半喉切除术后患者取左侧卧位进食，左半喉切除术后患者取右侧卧位进食，上半喉切除术后患者取仰卧位或头低卧位进食，头偏向非手术侧有助于吞咽，并可减少误咽；教会患者"三咽法"即深吸气，进食小团软食，分两次吞咽，然后咳嗽后再吞咽。软食较液体更容易吞咽，85%~90%的患者经过进食训练能恢复正常进食，待进食无呛咳或呛咳减少便可拔除鼻饲管。

（三）药物治疗

---

102. 甲状腺癌患者术后还需要进行药物治疗吗？

促甲状腺素（TSH）是一种促甲状腺滤泡上皮细胞生长的因子。对分化型甲状腺癌来说，要尽可能抑制 TSH 分泌。长期 T_4 抑制性治疗可以明显降低肿瘤的复发，是治疗分化型甲状腺癌的标准方法。分化型甲状腺癌患者手术后应服用甲状腺激素治疗，将 TSH 抑制在正常值以下。

103. 得了甲状腺癌，什么时候进行化疗？

化疗对甲状腺癌的效果不理想，主要用于：

（1）分化差或未分化癌术后的辅助治疗。

（2）不能手术或远处转移，以及术后局部复发、迅速恶化的晚期甲状腺癌姑息性治疗。

（3）分化型甲状腺癌对化疗反应差，仅在晚期局部无法切除或远处转移时和其他治疗方法联用；未分化癌对化疗较敏感。

化疗：是化学药物治疗的简称，是利用化学药物阻止癌细胞的增殖、浸润、转移，直至最终杀灭癌细胞的一种治疗方式。

104. 化疗过程中会出现哪些不良反应？

化疗过程中常见不良反应包括胃肠道反应（恶心、呕吐）、血液毒性（白细胞减少、血小板减少、贫血）、肝肾毒性（肝肾功能异常）、神经毒性（手脚麻木、耳鸣）、皮肤毒性（脱发、脱皮、皮疹、脓疱）、心脏毒性（心慌、心律失常、心绞痛、乏力）等。

105. 如何减轻化疗的不良反应？

目前已经有很多方法可用来预防或减轻化疗的近期不良反应，如化疗前预防用止吐药能减轻恶心、呕吐；白细胞或血小板减少的患者可以应用升白药物针或升血小板药物针进行治疗；关节酸痛患者可用芬必得之类的镇痛药加以缓解；但对神经毒性、脱发目前还没有好的预防办法。此外，治疗后导致的第二原发癌等也无法预防。医生会根据患者情况，针对具体的并发症对症处理。患者应尽可能保持战胜疾病的决心和克服困难的信心，因为心情越差越容易陷入反应越大的恶性循环。

106. 化疗期间饮食应注意些什么？有忌口吗？

化疗期间应注意饮食问题，尤其是我们中国人，对此异常重视。但是现实中对这个问题的认识存在着许多误区。受传统的思维影响，人们有很多奇怪的认识，例如忌口的问题：治疗中不能吃有鳞鱼、蛋白质、羊肉等；还有的患者认为应该使劲补，天天补品不离口。出现这些现象和我们的传统思维方式不无关系。对疾病产生影响的食物其实并不多。虽然食用海产品对甲状腺功能亢进、食用过多的淀粉或含糖的食物对糖尿病、饮酒及食用海产品等对痛风等会出现影响，但是一般的鱼、肉类食物对肿瘤并没有影响，一些不实的传言并没有证据来支持。一个肿瘤患者本来身体就受到疾病的困扰，常会出现营养不良，如果再不及时补充营养则会对患者的病情造成消极的影响。化疗期间患者常常有胃肠道反应，如恶心、呕吐、食欲不好等，这时饮食应该清淡，但应富含营养，并且应服用一些纤维素以帮助患者解决便秘的问题。化疗休息阶段还可以再适当地增加营养摄入。有人认为应多食补品，但补品是什么？其实它只是个概念而已。有些补品含有激素，对患者不见得有益。只要患者有食欲，其实正常的饮食就是最好的补品，反而可能花同样的钱却可以获得更多的回报。

107. 化疗后为什么会出现排便困难、便秘？

便秘是指排便次数减少，每 2~3 天或更长时间 1 次，排便无规律性，大便干结，常伴排便困难。化疗患者由于体质虚弱，活动减少，进食减少，因此肠道缺乏机械性的刺激而易产生便秘。

化疗药物大多对消化道有毒性作用，患者主要表现为恶心、呕吐、腹泻、便秘、腹痛，其产生原因为大剂量化疗药物对消化道黏膜的直接刺激作用，对中枢化学感受器的作用和对自主神经系统的作用等。

应用大剂量或毒性强的化疗药物，患者大都会出现恶心、呕吐等消化道反应，临床上常使用昂丹司琼（枢复宁）、格拉司琼、甲氧氯普胺（灭吐灵）等止吐药对症治疗。其中枢复宁与格拉司琼是一种高选择性的 5-HT$_3$ 受体拮抗剂，是通过拮抗中枢化学感受区及外周迷走神经末梢的 5-HT$_3$ 受体而抑制恶心、呕吐，但其也有便秘的不良反应。灭吐灵是促胃肠动力药，也有产生便秘的副作用。

108. 化疗后出现排便困难、便秘怎么办？

（1）适当运动。在病情允许的情况下，可离床活动。如果身体状况许可，应尽可能地做一些力所能及的家务事，力争生活自理。这样不仅可增加胃肠道的蠕动，还可调节心情，缓解紧张的情绪，改善生活的气氛。还可指导患者按摩腹部，每天起床前及睡前平卧，从上腹部至下腹部按顺时针方向进行按摩 30 次，如此可刺激穴位调整脾胃功能，促进阴阳平衡，增加胃肠蠕动，有利于排便，使患者恢复到良好的健康状态。

（2）定时排便锻炼。嘱患者每日早餐后排便，即使无便意也应定时蹲便，以养成定时排便的习惯。指导患者在早晨或清晨起床后无论有无便意，都应用力做排便动作，反复多次；在模拟排便过程中，应将双手压在腹部，做咳嗽动作，以增加腹压，促进排便；同时应集中精力，不要阅读报纸或做其他事情，以养成良好的排便习惯。

（3）饮食指导。指导患者进食清淡、易消化食物，少食多餐，同时增加食物种类，以增进食欲。应多食用富含维生素 A、维生素 C、维生素 E 的新鲜蔬菜、水果及含有粗纤维的糙米、豆类等食物，以增加肠蠕动。适当进食有润肠通便作用的食物，如蜂蜜、芝麻、核桃等。鼓励多饮水，化疗患者饮水应保证每天在2000 毫升以上，特别是应在每日清晨空腹饮凉水或温开水 1 杯。

109. 化疗后患者为什么会觉得指尖麻木？

铂类药物、长春碱、紫杉醇等药物均有一定的周围神经毒性，患者通常表现为四肢麻木和感觉异常等，所以化疗后患者会觉得指尖麻木。

110. 当患者出现指尖麻木时，家属应该如何护理？

指导患者及家属加强保护意识，防止患者受伤。四肢轻度感觉异常的患者应保持四肢清洁，可戴手套、穿袜子保护；感觉异常严重者，不仅要避免四肢受压和冷热刺激，防止烫伤和冻伤，还要避免皮肤受损，尤其是手指、脚趾。建议患者冬季穿暖和的衣服，注意手脚保暖。做家务，如清洗衣物时要用温水，最好戴手套；不要用无感觉的部位直接接触危险的物体，如接触运转的机器、搬运重物；烧水、做饭、吸烟时防止烫伤无感觉区皮肤。腱反射消失、肌肉痉挛、肌力下降、有振动觉的患者要避免上下楼梯，房间内禁放锐器，室内较硬且有棱角处应用棉垫包裹，以减少碰撞伤害；独自活动时可用拐杖，必要时要专人护理，以防止意外发生。指导患者对感觉异常部位多加按摩，在肢体允许范围内进行主动及被动活动，以保持和增加关节活动度，防止肌肉挛缩变形，并保持肌肉的生理长度和肌张力，改善局部血液循环，促进神经再生及早日康复。

111. 输入化疗药物时出现局部血管及皮肤疼痛怎么办？

在输入化疗药物时，如果出现局部血管及皮肤疼痛，要警惕是否出现化疗药物渗出到血管外面的情况。在护士确认没有药物外渗时应考虑是否与输液速度有关，可让护士调整输液速度。因为有的化疗药物偏酸性，有的偏碱性，无论酸碱都会刺激血管，引起疼痛。此时可减慢输液速度，减少药物对血管的刺激。如果出现化疗药物外渗就需要按化疗药物外渗的处理原则来治疗。发泡类化疗药物外渗需要马上停止输液，局部做封闭治疗。非发泡类化疗药物外渗根据外渗的量及面积决定是否进行局部封闭治疗，原则上是不需要的。化疗药物外渗具体需要怎样的处理，需由专业医护人员决定和操作。

112. 化疗间歇期的患者应该如何安排日常活动？

化疗间歇期患者可以适宜的做一些体育锻炼，锻炼计划一定要根据自身的具体情况，综合考虑自身的体力和承受力，应适量、适度、循序渐进。对于卧床的患者，可以进行被动锻炼，如可做推拿按摩、四肢的伸缩和抬高运动、躯体翻转、深呼吸训练、仰卧起坐等；能下床的患者可散步、慢跑、练气功、打太极拳等。体育锻炼可以减轻焦虑、抑郁心理，改善心情，提高机体免疫功能，增强体质，有利于化疗药物的按期应用。

113. 如何评价患者化疗后的疗效？

在化疗药物治疗过程中，正确评价药物的有效性是十分关键的问题。治疗肿瘤及评价肿瘤治疗效果如何，不仅仅是看肿瘤的大小变化、肿瘤是否完全缓解或部分缓解，还需要考虑治疗对患者的生存质量、生存期长短的影响。很多晚期肿瘤患者通过综合治疗可以长期"带肿瘤生存"，这样的治疗效果和实际意义不亚于肿瘤完全缓解、肿瘤部分缓解的结果。

114. 中医能够治疗甲状腺癌吗？

确诊甲状腺癌后，首选手术治疗。手术前后可以结合中医治疗，改善患者的体质状态，为手术做准备。手术后，结合中医治疗，可促进术后康复，预防复发与转移。

（四）放射性核素治疗

---

115. 哪些甲状腺癌患者需做放射性核素治疗？

甲状腺癌的**放射性核素治疗**主要是^{131}I治疗，主要应用在晚期有全身转移的患者，但需要先做甲状腺全切除术。只有切除了全部甲状腺后，具有放射性的^{131}I才会被转移灶吸收，对转移灶形成辐射效应，破坏转移灶癌细胞。否则，^{131}I会完全被残留甲状腺吸收，不能分布到转移灶，达不到治疗甲状腺癌转移灶的目的。

116. 为什么有些甲状腺癌患者手术后还需要应用^{131}I治疗？

外科医生在手术中是根据肉眼来判断肿瘤是否被切除干净，有时为了保护甲状腺周围的正常组织也会保留少许的甲状腺或肿瘤组织，因此在手术后病理检查肿瘤切缘时可能会发现癌细胞。

放射性核素治疗：是利用荷载放射性核素的放射性药物能高度集中在病变组织中的特点（高度靶向性），以放射性核素衰变过程中发出的射线治疗疾病，可以实现无创，达到较好的治疗效果，提高患者生活质量。

因此，有必要在甲状腺全切除术后应用^{131}I消除剩余甲状腺组织，去除手术后可能残留的病灶，另外还可治疗转移灶，降低复发率及死亡率，延长生存期。

117. 哪些甲状腺癌患者不宜接受^{131}I治疗？

甲状腺癌患者如果具备以下条件之一就不考虑做核素治疗：①妊娠及哺乳期的妇女；②血常规示白细胞计数低于$3.0×10^9$/L；③血小板计数低于$90×10^9$/L；④严重的肝肾功能不良；⑤术后颈部伤口没有完全愈合。

118. ^{131}I治疗有副作用吗？

应用^{131}I治疗后少数患者会出现副作用，但不严重，经对症治疗后大部分可以痊愈。在治疗后早期少数患者可出现恶心、呕吐、口干、唾液腺区的肿胀和疼痛、颈前肿胀、甲状腺区的疼痛以及一些其他消化系统的症状，极少数患者还会出现白细胞和血小板的一过性减少，但这些都可以通过医生的治疗而缓解。

119. 患者采用^{131}I治疗对家属有辐射吗？

核素治疗的放射性较强，会对周围人造成辐射。因此，进行核素治疗的患者出院后应被隔离一段时间。患者出院后1~10天与孕妇、儿童保持 3 米以上距离，成人保持 1 米以上距离；10~30 天与孕妇、儿童保持 1 米以上距离且不能接触，与成人可正常接触；30 天以后可解除隔离，与他人进行正常接触。

120. 服用^{131}I 治疗会有哪些不适症状？

服用^{131}I 后会口干 10 天以上，第 2~3 天会有明显想吐、无力、头晕感，需尽量卧床休息，饮食上宜清淡，食物应柔软，之后不适症状会慢慢缓解。另外还会有皮肤干燥、瘙痒，局部皮肤发红，瘢痕部位发白等改变。

121. 接受^{131}I 治疗的患者有什么注意事项？

接受^{131}I 治疗的患者需要注意的事项是：①由于治疗所用

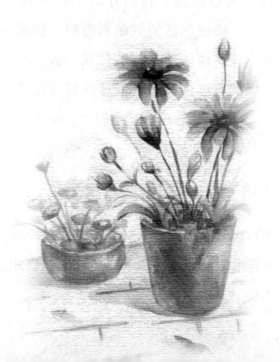

的^{131}I 的剂量较大，患者在服药后前 3~5 天可以出院，但不应到公共场所活动，应尽量避免接触孕妇和儿童；②在^{131}I 治疗后 3~6 个月进行复查，医生会根据具体情况决定是否需要重复治疗，或者选择其他治疗手段；③符合国家生育条件的年轻患者最好在^{131}I 治疗结束 1 年后再考虑怀孕。

122. ^{131}I 治疗期间为什么要停用优甲乐和限制含碘饮食？

停用甲状腺素制剂主要是为了使体内的 TSH 水平升高，促进转移灶更好地吸收^{131}I。限制含碘饮食是为了造成人体的碘饥渴状态，在进行核素治疗时，使转移灶更容易吸收^{131}I。

123. 常见含碘的药物和食物都有哪些？

含碘食物：海带、紫菜、海苔及其他海产品，如海虾、海参，干贝、海蜇等。

含碘药物：卢戈液、碘化钾、胺碘酮、喹碘方。

含碘中药：海藻、昆布类、川贝、连翘、丹参、白头翁。

含碘造影剂：碘油造影剂、胆囊造影剂、肾盂及血管造影剂等。

含碘外用药：碘酒（碘酊）、含碘癣药水、碘甘油。

（五）放射治疗护理

124. 放疗对甲状腺癌有效吗？

不同病理类型的甲状腺癌对放疗的敏感度有所不同，其中以未分化癌最为敏感，其余类型较差。

（1）未分化癌以外放射为主要治疗方法。**放射治疗**简称放疗。放疗在甲状腺癌患者通常宜尽早进行，少数即使尚可手术的病灶，手术亦仅以使肿瘤变小为目的，手术后应辅以放疗，否则局部复发率较高。患者如有气管压迫症状，应行气管切开。放疗一般显效较快但缓解期较短。

（2）分化型甲状腺癌（乳头状癌和滤泡状腺癌）首选手术治疗，疗效已很满意，而无需常规放疗。因为放疗所得的益处不多，反而会带来一些不良反应。一般仅对术后少量局部残留病灶或手术不能切除的病变组织以及孤立性远处转移灶才选用外放射治疗。

（3）对手术不能完全切除的髓样癌病例，可在术后进行放疗。髓样癌发展缓慢，对放疗不甚敏感，放疗后肿瘤退缩也不迅速，但放疗却可使病情缓解，有时也可见完全缓解。

放射治疗：是利用放射线治疗肿瘤的一种局部治疗方法。

（4）甲状腺癌在病程中发生骨转移并不少见，骨转移时局部可有明显疼痛，外放射治疗可缓解疼痛，快速放疗可迅速奏效。

125. 得了甲状腺癌，什么情况下进行放疗？

（1）未分化甲状腺癌首选放射治疗。

（2）甲状腺癌三四期术后有癌细胞残留者。

（3）广泛淋巴结转移。

（4）甲状腺癌骨转移，特别是椎骨转移、颅底周围转移或可能引起病理性骨折而导致功能障碍者。

126. 甲状腺癌放疗有痛苦吗？

射线在杀死肿瘤细胞的同时，照射野内的正常组织细胞也会受到损伤，随着放疗的继续，这种损伤作用逐渐累加，可表现为放疗开始无疼痛等不适感觉，随着放疗的继续，患者会感觉咽喉疼痛、吞咽疼痛加重、放疗区皮肤色素沉着或溃烂等。放疗科医生会采取相应的措施处理这些症状，而且这些放疗反应在放疗结束后能很快恢复，所以不要因这些暂时的放疗反应而放弃放疗，以至于丧失保喉说话的机会。

127. 放疗前患者需要做哪些心理准备？

放疗是一个相对较长的过程，患者在治疗前需要做的准备有以下几点：①需要患者树立起战胜疾病的信心。如鼻咽癌对放疗敏感，目前治疗效果非常理想，要相信在医生努力和自己的配合下，一定能够治愈；②需要患者调整好心态。有的患者得知自己患病后，被吓得不行，甚至六神无主，这样对治疗疾病百害而无一益。因此，在治疗前，一定要放宽心，坦然面对，积极配合治疗；③需要患者做好克服困难的心理准备。放疗过程中会出现一些不良反应，这是机体对外来刺激的生理反应，医生也一定会想最好的办法把不良反应的发生率和严重程度降到最低，应相信医生完全有办法让您完成治疗。

128. 放疗对患者的着装有什么要求吗？

为了减少对照射区域皮肤的摩擦和刺激，建议放疗期间穿柔软宽松、吸湿性强的纯棉类内衣，避免穿粗糙及化纤类衣物。头颈部接受放疗的患者，上衣最好选择无领开衫，而不要穿硬领衬衫，男士不要打领带，以便于穿、脱和保护颈部皮肤。

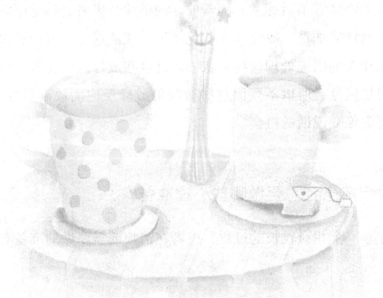

129. 放疗过程中会出现哪些身体反应？

放疗过程中，身体出现的反应有全身反应和照射局部反应两种。全身反应包括恶心、食欲下降、疲乏，有时候还会出现血细胞的减少。局部反应包括照射部位的皮肤反应，与照射部位有关，但不能一概而论，患者具体病变不同，照射范围不一样，身体情况有差异出现的反应也不一样，反应轻重程度也不一样。如照射头颈部会出现口干、口腔黏膜溃疡、吞咽疼痛；照射胸部可能会导致肺炎、气管炎、食管炎等；照射腹部会出现恶心、呕吐、腹痛、腹泻等症状。

130. 如何预防和减轻放疗的不良反应？

放疗的不良反应分为早反应（急性反应）和晚期并发症，与照射的部位、剂量的大小、范围以及是否联合同期化疗有密切关系。

放疗不良反应与手术后会在皮肤上留下瘢痕、接受化疗时会有相应的不良反应一样非常常见，是机体对外部刺激的一种正常反应，并不奇怪，也并不那么可怕，患者不必紧张。放疗科医生在给患者治疗时，除了追求最佳的控制肿瘤效果外，同时也会特别关注减少放疗不良反应、提高患者的生活质量。医生通常会采取先进的放疗技术，准确设定治疗范围，对正常组织加以很好的保护，使不良反应发生的概率和严重程度降至最低。在治疗过程中，医生还会给予相应的处理和支持治疗，减轻放疗的不良反应，以期保证绝大多数患者能够顺利完成放疗。

131. 放疗期间营养支持为什么特别重要？放疗期间什么食物不能吃？

放疗时间长，照射的组织多，特别是口腔、咽部的黏膜比较娇嫩，头颈部放疗过程中会出现口腔黏膜炎，可导致口腔疼痛，吞咽疼痛，严重影响患者进食，导致患者体重下降；胸部肿瘤放疗时会出现食管炎；腹部肿瘤放疗时会出现腹泻等症状。同时，放疗的全身反应还有食欲下降，这些情况会使患者吃不下饭，或者营养吸收不好，最终可导致营养不良。营养不良的危害非常大，主要有以下几个原因：①由于进食减少，营养不够，身体合成红细胞、血红蛋白的原料减少，导致患者出现贫血；贫血会使血液运送氧气的能力下降，肿瘤因此而缺氧，而缺氧的肿瘤细胞对放射线非常抗拒，从而可影响疗效；②由于营养不良，身体抵抗力下降，使患者易患感冒等感染性疾病，会出现发热甚至高热，从而需要中断放疗，影响疗效；③身体抵抗力和免疫力下降后，抵御肿瘤细胞侵袭的能力下降，容易出现肿瘤远处转移，使总体治疗效果下降；④由于营养不良，患者会出现体重下降，体重下降后，肿瘤与周围健康组织的相对关系会发生改变，导致肿瘤和正常组织的放疗照射剂量与事先计划的不一致，使肿瘤控制率下降或使正常组织损伤加重。因此，接受放疗的患者在治疗过程中以及治疗后一段时间（急性反应恢复期）的营养支持非常重要，患者一定要克服困难，尽可能保持体重不变。

放疗过程中，对食物的种类没有特殊要求，以高蛋白、易消化和易吸收的食物为主，一般忌食辛辣食物。对头颈部或胸部肿瘤患者，如食管癌患者，食物要求质软，且不宜吃带骨或坚硬食物，以免损伤口腔或食管黏膜，加重放疗反应等。

132. 放疗期间不想吃饭怎么办？

放疗的全身反应中有食欲下降，也就是说不想吃饭，严重时患者见到饭菜就想吐，一般这种情况较少见。还有些患者放疗过程中需要接受化疗，这会加重全身反应，食欲下降的患者更多见。这种情况下，第一，要从思想上战胜自己，树立克服困难的信心；第二，医生会给予一些改善食欲、减轻放疗或化疗副作用的药物；第三，可经常变化食物的种类和口味，从感官上增加食欲。

133. 放疗期间需要忌口吗？

不忌口、不挑食、均衡饮食是肿瘤患者饮食的基本要求。患者在放疗期间，由于疾病本身原因，以及肿瘤的治疗会使机体消耗更多的能量，体重下降的情况并非罕见。特别是头颈部的放疗，当出现口腔、咽部黏膜反应症状，如口干、味觉改变，咀嚼、吞咽疼痛，可使患者食欲下降，进食量明显减少。放疗期间建议患者选择高蛋白、高热量、高维生素的饮食，如蛋类、各种瘦肉、豆制品及新鲜果蔬，尽量不要减少每天的进食总量，以保证机体处于正常的营养状态，从而顺利完成治疗。

134. 放疗照射区域皮肤会有哪些变化？

放疗期间，照射区域皮肤因射线影响会出现一定的放疗反应，其反应程度与照射剂量、照射面积、照射部位及个体差异等因素有关。一般在放疗开始 2~3 周出现，接受治疗范围的皮肤会变红，情况和晒太阳后反应一样，表现为皮肤变干燥、发痒、出现轻微红斑，毛发脱落。随着放疗的继续，症状会逐渐加重，如局部皮肤有色素沉着、干性脱皮，红斑区皮肤疼痛，部分患者可发展为皮肤皱褶处出现湿性脱皮。

135. 放疗期间如何保护照射区域皮肤？

放疗期间可通过以下几方面保护好照射区域皮肤：①要保持照射区域皮肤清洁、干燥，减少物理及化学性的刺激。可用温和的清水清洗，不要用碱性肥皂，更不能按摩和用力揉搓；避免使

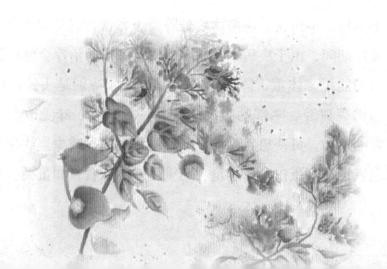

用酒精、碘酒、胶布及化妆品；避免冷、热刺激；②充分暴露照射部位的皮肤，不要覆盖或包扎，如出现瘙痒，不要抓挠，避免人为因素加重反应程度，医生也会根据具体情况指导用药；③当皮肤出现脱皮或结痂时，不要撕剥；剃毛发时使用电动剃须刀，并应避免造成局部损伤。

136. 患者在放疗期间外出应注意什么？

因照射区域皮肤非常敏感，应尽量避免强烈的阳光暴晒，在外出时应注意防晒，可戴帽子或打遮阳伞；天气寒冷外出时应注意保暖。放疗后照射区域的皮肤会比以前脆弱得多，需要长期特别呵护。

137. 可以在放疗照射区域的皮肤上贴膏药吗？

照射区域的皮肤禁忌贴膏药，因为在揭去膏药时会造成局部皮肤的破损，严重者甚至可能导致不得不中断放疗。

138. 照射区域可以热敷吗？

患者放疗期间，其照射区域是不能热敷的，因为皮肤的辐射损伤表现与灼伤有相似之处，热敷将会加重皮肤的损伤。

139. 颈部放疗的患者能戴围巾吗？

放疗照射区域的皮肤最好的护理是暴露。所以颈部放疗的患者应尽量不围围巾，如果冬天去户外，可以临时使用，并且要选择非常柔软的、丝滑的围巾，回到室内后应及时摘下。

140. 可以用手按摩放疗照射区域的皮肤吗？

在放疗期间，颈部或照射区域是不能进行按摩的，因为按摩会加重局部的皮肤反应。治疗结束后按摩也需等照射区域的皮肤完全恢复后，并在医生的指导下进行；在有肿瘤残存的区域是禁止按摩的。

141. 放疗期间患者能洗澡吗？

放疗期间患者可以洗澡。洗澡时应使用比较温和的沐浴液，并注意保护好医生在患者皮肤上画的标记，标记线会随着时间的推移变淡，尤其在夏天，更容易变得不清楚，在洗澡前，应先看看标记线是否清楚，如果不清楚了，先找医生重新画一下再洗澡。洗澡时动作要轻柔，不要抠和揉搓放疗区域的皮肤，且水温不宜过高。

142. 放疗期间患者可以做运动吗？

放疗期间患者可以参加体育锻炼。每个人的喜好和身体状况各异，应根据自己的身体条件和爱好进行适当的活动，活动量原则上是以运动后不感到疲劳为宜。不建议在治疗期间进行剧烈的运动，因为剧烈运动不利于治疗的顺利完成和身体健康。

143. 接受放疗的患者能和亲人接触吗？

肿瘤不是传染病，不会传染给周边的人；体外照射的放射线以及后装放疗的放射线都不会在患者体内存留，因此接受放疗的患者不会造成辐射污染，在放疗期间可以和亲人接触，而且，和亲人在一起，会让患者感受到亲情和温暖，可增加患者战胜疾病的信心。

144. 头颈部放疗有什么后遗症吗？

放疗能够杀死肿瘤细胞，从而能够治愈某些癌症，但放射线必须穿过正常组织才能到达肿瘤细胞，所以很显然，放疗的放射线肯定会同时损伤正常组织，产生一定的后遗症或不良反应。这一点不奇怪，也不可怕。

那会有什么样的后遗症呢？它的发生与哪些因素有关，可以预防和避免吗？或者可以减轻它的程度吗？

　　头颈部放疗常见的后遗症主要有口干、张口困难、颈部变硬、面部肿胀、放射性龋齿等，这些状况比较常见，它们的发生与放射治疗照射剂量密切相关。在现代放疗条件下，这些后遗症的发生概率都有明显下降。其中张口困难，颈部变硬能够通过锻炼使它不发生或者程度变得非常轻。

　　当然，有些肿瘤晚期患者，肿瘤组织与重要器官关系密切，要想达到控制肿瘤的放射剂量，就会使有些重要器官受到一定的损伤，如影响视力，损伤脑组织使记忆力下降，也可能损伤脑干和脊髓而导致比较严重的后遗症。当存在这些情况时，医生会与患者交流，告诉可能发生的后遗症，同时医生在控制肿瘤和减轻后遗症两个方面都会做充分的考虑，为患者选择合适的治疗方案，以达到最好的治疗效果。

145. 肿瘤患者在放疗结束后的日常生活中需要注意什么？

　　肿瘤患者在接受治疗后的日常生活中应注意以下几点：①保

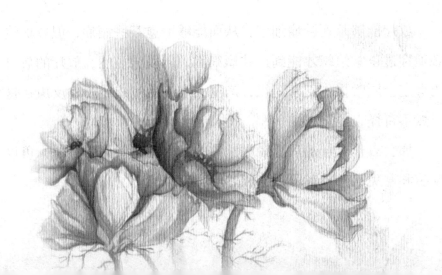

持良好的心态和积极的生活态度，相信自己能够康复和彻底战胜肿瘤；②保持良好的生活习惯，正常作息，不过度疲劳；③坚持适当锻炼，活动强度以不感到累为原则；④加强功能锻炼，放疗结束后应该练习张嘴、转头；⑤定期到医院进行复查。

146. 放疗结束后什么时候复查？复查时需要查哪些项目？

肿瘤患者接受放疗后对复查时间有些具体的要求；一般放疗后 1 个月复查，观察肿瘤消退情况和正常组织恢复情况；以后 2 年内每 3 个月复查 1 次；2 年以后每半年复查 1 次；5 年以后每 1 年复查 1 次；有复发症状或异常情况出现时，应及时到医院进行复查。复查的项目与治疗时的检查项目基本一致，有特殊提示时，也会进行一些特殊的检查。

（六）其他治疗

147. 什么是消融治疗？

消融治疗是指通过物理或化学的方法直接灭活或融解肿瘤组织的治疗方法。可分为物理消融和化学消融。物理消融是通过一些技术手段在肿瘤组织内进行加热、冷冻，从而使肿瘤组织凝固、冻融坏死。已经用于临床的物理消融方法有冷冻消融、射频消融、高能聚焦超声消融、微波消融、激光消融等。化学消融则是将各种化学制剂或药物，如无水酒精、热蒸馏水及化疗药物等注射于肿瘤内部，通过物理或化学效应使肿瘤细胞及血管内皮细胞等发生脱水、蛋白凝固等变化，从而导致肿瘤细胞变性、坏死。由于现有物理消融方法多是通过经皮穿刺的途径进行治疗，因此，属于微创治疗范畴。

148. 甲状腺癌患者可以做消融治疗吗？

甲状腺癌的治疗首选手术治疗。因此，对能耐受手术治疗的患者，应首选手术治疗；对于不能耐受手术治疗的甲状腺癌患者才考虑选择物理消融方法治疗。

149. 物理消融的禁忌证是什么？

物理消融治疗方法尽管属于微创治疗范畴，但仍不能适用于所有患者，对于有以下问题的甲状腺癌患者就不应选择物理消融治疗：①伴有凝血功能障碍者；②有严重心肺疾病者；③患严重感染性疾病者。此外，由于射频能干扰无线电通讯和电子仪器的正常工作，且电场作用范围内的金属异物可能吸收电磁波能量，产生涡流从而导致组织烫伤。因此，装有心脏起搏器、体内有金属假肢，应被视为射频消融治疗的禁忌。

150. 中医治疗甲状腺癌有效吗?

我国对甲状腺疾病的认识及研究已有 2000 多年的历史。多本古代医学论著中均有对甲状腺肿大疾病的记载分别称为"瘿"、"瘿瘤"、"瘿病"。这些认识理论在甲状腺疾病的中医诊治中起着重要的指导作用,同时也推动着现代中医对甲状腺疾病的研究。中医中药对于良性甲状腺结节可起到一定的治疗和缓解作用,但对于甲状腺癌还是建议以手术治疗为主,以中医中药治疗为辅。

151. 根治性甲状腺癌术后应用靶向药物治疗是否能预防复发和转移?

靶向药物是近年才发明的、对治疗晚期恶性肿瘤有效的一类新药。目前,针对手术后具有高复发风险的甲状腺癌患者正在进行服用靶向药物治疗能否预防复发或转移的临床试验研究。一些相关的大型国际多中心研究目前仍在进行之中,尚未得出明确结果,也就是说,甲状腺癌患者手术后服用靶向药物是否能够预防复发或转移尚无定论。另外,我们积极推荐将靶向药物用于甲状腺癌患者手术的辅助治疗。为了医学发展,建议患者积极参加相关的多中心合作的随机对照临床试验研究。

二、营养与饮食篇

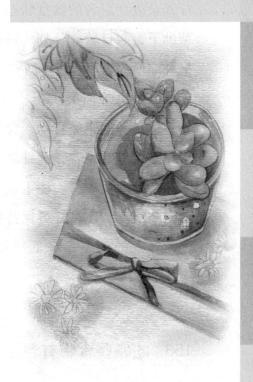

152. 确诊肿瘤后如何补充营养？

营养是否良好对肿瘤患者来说尤为重要。因为疾病本身和治疗都会改变患者的饮食状态。确诊肿瘤后，可在医生和营养师的帮助下，制订营养计划，进行健康饮食。应为患者提供含机体对抗肿瘤所需营养素的食物。这些食物包括：富含优质蛋白质的鸡、鸭、鱼等肉类及蛋、奶、豆制品；主要能量来源的谷类食物；适量的油脂类食物；含丰富维生素、矿物质的新鲜水果和蔬菜以及适量的富含膳食纤维的食物等。一日三餐应合理搭配，每餐饮食品种要丰富。注重饮食营养应始终贯穿于整个抗肿瘤治疗当中，饮食状态良好可保持体力，保证机体能量需要，维持体重和营养素的储备，降低感染风险，从而促进伤口愈合和机体康复。

153. 吃哪些食物有利于患者康复？

手术过后的饮食非常重要，稍有不慎不仅会影响患者的康复，还可能给患者带来更多的损害。各种外科手术过程中一般都会有出血或组织液渗出，因此很可能会使患者出现贫血及低蛋白血症。同时，疼痛、创伤及手术中的刺激也会导致营养物质消耗的增加。因此，手术后饮食要注意多样性，应多进食营养价值比较高、清淡而又容易消化、吸收的食物。首先应多进食优质动物蛋白质；其次应补充微量元素，如锌和钾，锌是化学反应中的媒

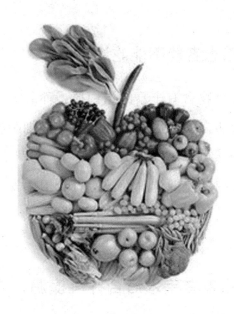

介，在促进蛋白质（尤其是胶原蛋白）的合成中起重要作用；最后应重视各种维生素及纤维素的补充，它们可以增加机体抗感染的能力，维生素 A、维生素 C、维生素 E 还可以促进伤口愈合。

154. 甲状腺癌患者手术后要吃无碘盐吗？

甲状腺癌患者术后维持碘营养状态在安全的范围内是必要的。高碘并不是与所有的甲状腺癌的发病有关，在一些情况下，碘会使甲状腺癌类型发生改变，采取补碘干预可使甲状腺癌向低恶性转化。所以甲状腺癌患者手术后不需要特意吃无碘盐，否则会造成碘不足的情况，碘过低反而对患者是有害的。另外在接受^{131}I 治疗期间的患者要限制含碘饮食。

155. 甲状腺癌患者能不能吃海产品？

可以。这类食物含有丰富的蛋白质，而肿瘤患者在各个治疗阶段都非常需要蛋白质，因为蛋白质可促进细胞组织修复，所以甲状腺癌患者当然可以吃海产品，但在接受^{131}I治疗期间应限制食用。还有最重要的是要选择新鲜、符合卫生安全的海产品，患者吃了才有营养价值。

156. 甲状腺癌患者手术后合并乳糜漏，应如何选择食物？

为了做好营养支持，甲状腺癌患者手术后合并乳糜漏的饮食，应以低脂或无脂为原则，可食用富含中链脂肪酸的油脂，可选择的食物有：面粉、大米、土豆、红薯、各种蔬菜和水果、鸡蛋、鸭胸肉等。

157. 甲状腺癌患者手术后合并乳糜漏什么时候可以恢复正常饮食？

当引流的乳白色液体逐渐减少，即可逐步恢复正常饮食了，可先从恢复正常饮水开始，然后可以吃一些清淡的食物，此时如果引流的乳白色液体没有再增加便可恢复到正常饮食。

158. 甲状腺癌患者术后不能吃酱油吗?

甲状腺癌患者手术后没有必要担心吃酱油会造成色素沉着。吃酱油会造成色素沉着是个误区。酱油只是调味品，是用大豆发酵酿造的。买酱油时一定选择酿造酱油，一般酱油外包装上面有标注是否为酿造酱油，只要不是勾兑的酱油都可以放心吃。

159. 甲状腺切除术后已经拔管，可以吃鸡蛋、牛奶等高蛋白食物吗?

甲状腺切除术后可以吃高蛋白食物。我们认为甲状腺癌手术后的患者，合理膳食最重要，饮食要有一定量的鸡、鸭、鱼等肉类及蛋、奶、豆类等含优质蛋白质的食物，除此之外还要保证摄入适量的五谷杂粮、蔬菜、水果等。

160. 甲状腺癌患者术后如何补钙?

甲状腺癌手术后可出现甲状旁腺功能减退症，患者会出现手脚麻木，口周有针刺感，重者会出现手足抽搐。所以甲状腺癌患者术后需补充钙剂。

第一，从饮食方面入手。

（1）高钙饮食是预防缺钙的根本措施，是一种既经济又安全的补钙方法。牛奶和豆制品是钙的良好来源。含高钙的食物还

83

有：虾米皮、海带、紫菜、酥鱼、牡蛎、海藻、芝麻酱等。动物骨头汤含钙也很丰富，但需在烹调过程中加些醋，以促进钙的溶出，增加患者钙的摄入。

（2）适量蛋白质：最好选用含优质蛋白质食物，如蛋类、瘦肉、鱼、虾、鸡、豆制品等食物。过量的蛋白质在体内代谢可产生酸性物质，可增加尿钙的排出量，导致体内钙的丢失。

（3）多食含维生素 C 丰富的食物，如新鲜的蔬菜和水果，能促进钙的吸收，对骨质基质形成有利。但需要注意的是：一些蔬菜（如菠菜、空心菜、茭白、冬笋等）含草酸较多，草酸能与钙结合形成不溶解的草酸钙，可影响和阻止机体对钙的吸收。因此在食用之前，先用水煮一下，以去除这些蔬菜中的草酸。

（4）低磷饮食：当血磷增高时，为了维持钙和磷离子乘积的恒定，血钙即会降低，同时钙从肠道吸收也减少。故而要少食高磷食物，如汽水、可乐等。

（5）低盐、低糖饮食：养成良好的生活方式和习惯，戒烟、限酒、少喝咖啡，以消除钙吸收过程中的障碍因素。

第二，应适量运动。运动减少，骨骼内血液循环就会减少，骨骼的钙质容易被吸收和移出，而导致骨量的丢失，引起骨质疏松。因此经常参加体育锻炼，如散步、游泳、打太极拳等，并持之以恒，就可促进机体的新陈代谢，使骨的韧性增加，骨质增长，抗骨折的能力提高。

第三，无论摄入多少钙质，如果没有维生素 D，小肠也无法对钙进行很好地吸收。因此应多接受阳光照射，以促进维生素

D_3 的合成，从而增加钙从小肠的吸收。由于玻璃、衣服、尘埃、烟雾等都能阻碍紫外线的通过，因此，晒太阳要尽量让皮肤直接与阳光接触，不能隔着玻璃晒太阳，只有这样，才能达到良好的效果。

第四，选择钙剂时不应只看广告，应当多听专科医生的意见。现在市场上的钙剂品种繁多，主要有碳酸钙、乳酸钙、葡萄糖酸钙等，其吸收率为 $30\% \sim 38\%$。口服钙剂的吸收要比静脉补钙效果好。碳酸钙的最佳服用时间是饭后半小时，分次服比一次服好，这样可达到最好的吸收效果。钙在酸性环境中容易被吸收，胃酸含量高者吸收较好；胃酸含量低者可口服有机钙，如柠檬酸钙等。另外，补钙后不宜大量饮水，以免增加钙的排出。

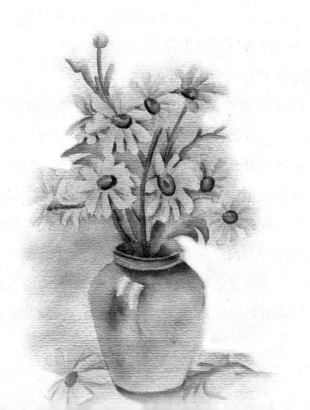

161. 甲状腺癌患者出院后近期饮食有何注意事项？

手术过后的饮食非常重要，稍有不慎不仅会影响患者的康复，还可能给患者带来更多的损害。因此，手术后保持营养的均衡是非常重要的。各种外科手术过程中一般都会有出血或组织液渗出，因此很可能会使患者出现贫血及低蛋白血症，同时，疼痛、创伤及手术中的刺激也会导致营养物质消耗的增加。所以手术后通过饮食保持营养均衡是术后伤口愈合、体质恢复所必需的。

多数甲状腺癌患者手术后对饮食无严格要求，但如果肿瘤累及了食管或术后出现了进食呛咳，则对饮食会有一定的限制。对于进食呛咳的患者应进食黏稠成团的食物，并应减少液体食物的摄入。手术中切除部分食管的患者则应从流食开始练习进食。对于有乳糜漏的患者则不宜进食富含油脂的食物。

食物选择上有三个注意事项：

（1）保证饮食的多样性：手术后首先要多进食营养价值比较高、清淡而又容易消化吸收的食物，尤其是含优质动物蛋白质的食物；其次是补充微量元素，尤其是锌与钾。锌是化学反应中的媒介，在促进蛋白（尤其是胶原蛋白）的合成中起重要作用；最后要摄入各种含维生素及纤维素的食物。它们可以增加患者机体抗感染的能力，而维生素 A、维生素 C、维生素 E 还可以促进伤口愈合。手术后患者要避免食用猪油、动物内脏、鳗鱼，少吃肥肉及含胆固醇较高的海鱼等，还要戒烟、戒酒及少饮浓茶。

（2）根据手术情况与患者病情选择食物：不同的手术情况在选择食物时也有不同的侧重点。手术后饮食宜清淡和细腻，这时考虑的是利于胃肠道的功能重建和恢复，一些蛋白粗纤维或植物粗纤维则应慎重摄入；能正常进食时，应给予熟烂、嫩、软、少渣以及营养搭配合理的食物。切忌为让患者增进食欲，而投其所好，让其进食辛辣、富含脂肪或煎炸的食物。

（3）根据术后时间选择食物：甲状腺癌手术涉及食管时，经医生确认可以恢复经口进食后，首先可进流质饮食（粥、汤类等）。饮食一般第一阶段开始以清流食为主，如米汤、藕粉、果汁、蛋花汤等；随病情稳定进入第二阶段，可改为流食，如牛奶、豆浆；第三阶段可进食软饭或普通米饭。

162. 术后放化疗进行营养调理的时机？

患者术后可随时进行营养补充。通常术后开始经口进食到下次放化疗大约有 20 天的时间（也因人而异），所以在这宝贵的 3 周时间里，营养调理尤为重要。放化疗期间有好的营养储备的患者对治疗的连续性和对不良反应的耐受性都会强于营养不足的患者。这段时间也是进行食疗的好时机，可根据患者的体质进行进补，以便较快地达到机体对营养的需要量。可咨询营养师来制订个体化的营养治疗方案。

163. 术后什么时候开始加餐？

不能正常饮食，体重减少以及治疗期间，身体经常需要额外的热量和蛋白质来帮助维持体重并尽快康复，因此可按需加餐。

164. 睡眠不好的甲状腺癌患者其饮食如何调理？

甲状腺癌患者失眠很常见，可由各种因素造成，但其又是化疗的常见不良反应，常伴随尿频、恶心、呕吐、疼痛及夜间盗汗等症状。饮食上可做如下调理：睡前饮用温暖的不含咖啡因饮料或喝 1 杯牛奶和吃适量的糕点或饼干。如果饮食调理效果欠佳，可请求医生给予有助于睡眠的药物。

165. 含铁高的食物有哪些？

含铁高的食物有动物肝脏、动物血、猪瘦肉、牛瘦肉、羊瘦肉、豆类及其制品、菌类、芝麻等。

166. 含维生素 B_{12} 的食物有哪些？

膳食来源的维生素 B_{12} 有动物肉类、动物内脏、鱼、贝壳类及蛋类。乳及乳制品中维生素 B_{12} 含量少，植物性食物中基本不含维生素 B_{12}。

167. 甲状腺癌化疗患者需注意补充哪些维生素和矿物质？

甲状腺癌化疗患者饮食需多样化，营养需搭配得当，多补充多种维生素与矿物质。化疗会造成叶酸的缺乏，应多摄入含叶酸多的食物，如动物肝脏、蛋、绿叶蔬菜、柑橘、香蕉等。化疗可致神经损伤，引起的症状有腿脚疼痛以及肌肉无力、皮肤瘙痒、失去知觉等，治疗方法包括补充维生素E、B族维生素和谷氨酰胺、锌、钙和镁等。化疗引起的具体症状还需根据医生的建议补充多维片。

168. 甲状腺癌放化疗导致的恶心、呕吐怎么处理？

（1）可饮用清淡、冰冷的饮料，食用酸味、咸味较强的食物以减轻症状。

（2）避免进食太甜或太油腻的食物。

（3）在起床前后及运动前吃较干的食物，如饼干或吐司面包可抑制恶心，活动后勿立即进食。

（4）用餐时，先食用固态食物，再食用液体汤汁或喝饮料。

（5）避免同时摄入冷、热食物，避免刺激而引起呕吐。

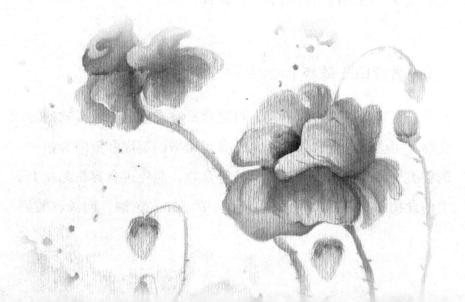

（6）少食多餐，避免空腹，胃部空空会让恶心更严重。

（7）饮料最好在饭前 30～60 分钟饮用，并以用吸管吸食为宜。

（8）在接受治疗前 2 个小时内应避免进食，以防止呕吐。

适宜恶心、呕吐患者进食的食物：烤馒头、花卷、包子、松糕、米饭、姜片粥、西红柿疙瘩汤、白菜炖豆腐、蒸山药土豆泥、萝卜炖肉、海参、清蒸鱼、豆腐丝、萝卜炖排骨、鲜藕荸荠汁、山楂糕、荸荠、柠檬、柑橘、米醋、酸奶、麦芽等，同时还可喝果汁、菜汁、淡茶水，以预防脱水。

健脾消食的食物：山楂、萝卜、酸奶、麦芽、莱菔子。

169. 患者食欲不佳、厌食怎么办？

厌食的患者可以少食多餐，多调换口味和食物种类。告诉患者要放松心情，适当运动，总躺着不动，食欲是不会好的。必要时可服用消化酶帮助消化，如胃蛋白酶、胰蛋白酶；还可口服谷氨酰胺及一些肠内营养制剂，以保证营养需要。

170. 患者口干吃点什么食物好？

患者进食时要小口细嚼，可进食冷藏或室温下较柔软的湿润食物，可尝试进食水果和蔬菜、煮得嫩嫩的鸡肉和鱼肉、精加工的谷类、棒冰、冰沙和混合沙拉等食物，避免进食容易黏在上颚上的食物如花生酱或软面包。食物中可加入黄油、肉汤、酸奶、牛奶和水以使食物湿润，还可将干的食物蘸或浸入液体再食用。咀嚼不含糖的口香糖可刺激唾液分泌。应限制过咸和辛辣食物，应补充营养补充剂，多吃水果等生津食物，如用白萝卜和梨煮水喝。

171. 甲状腺癌放化疗患者出现腹泻如何调理饮食？

可使用益生菌补充剂。要确保及时补充腹泻时丢失的水分和电解质，日间可饮用大量清淡的不含碳酸的液体，每天 2~2.5 升。最好的液体是水、清茶、肉汤、稀释果汁、运动饮料、商业化生产的电解质补充饮料或自制的电解质补充饮料。饮用室温的水，这可能比饮用热的或冷的饮料更有效。

少食多餐，选择那些有助于增加排便的食物，这包括白米饭、粗粮馒头、燕麦麸皮面包。同时要确保选择的食物不会加剧腹泻。推荐低脂、高蛋白食物，如蛋类、去皮鸡肉和瘦鱼肉。每日限制 2 杯牛奶或奶制品摄入，酸奶可以适量摄入。

可用低纤维食物如白面包、白米饭、苏打饼干和煮熟的去皮土豆等替代高纤维食物。避免生食水果和蔬菜，熟香蕉除外，煮熟的水果是可以吃的。还应避免摄入会导致胀气的饮料和食物，如碳酸饮料、易产生胀气的蔬菜，同时也应避免咀嚼口香糖。

172. 便秘患者应多选用哪些食物？

没有肠梗阻的便秘患者，经医生同意，可增加膳食纤维摄入，如进食高纤维和体积大的食物，如全麦面包和谷类、水果和蔬菜以及干豆类食物。逐渐将这些食物添加到膳食中以免产生胀气，并在目前摄入水平上逐步增加直到排便正常。增加液体量摄入，目标是每天 2 升，可尝试水、西梅汁、热的果汁、茶和热柠檬水。在采取上述措施的基础上，还要增加活动量。

伴有肠梗阻的便秘患者，应选择低膳食纤维饮食或低残渣膳食，不能进食高纤维膳食。每天的早餐选择固体食物，晚餐可选择液体食物或软食。禁止喝咖啡、酒及服用填充性通便剂。

173. 口腔溃疡患者如何调理饮食？

避免摄入酒精、碳酸饮料和抽烟。避免刺激性香料、调味料，如辣椒、辣椒粉、丁香、肉豆蔻、洋葱汁、辣椒酱和芥末等。避免食用坚硬、干燥或粗糙的食物，宜食用软的清淡食物，或用搅拌机将食物打碎成液体以易于吞咽。食物应晾凉或微温时再食用，而不是热食，以减少对口腔的刺激。可利用吸管吸食液体食物以避开口腔溃疡处。进食后清洁口腔，可用小苏打水和盐制成的漱口水漱口，以使口腔清洁并使患者感觉更舒服一些。还应补充 B 族维生素，食用高蛋白、高热量食物以促进溃疡愈合。严重时，可使用鼻胃管摄入营养。

174. 患者吃肉类少，如何补充蛋白质？

蛋白质广泛存在于各种动物性和植物性食物中。除了肉类还可食用牛奶、鸡蛋、豆制品来补充蛋白质。此外，食用蛋白粉也是快速、有效补充蛋白质的重要方法。

175. 汤的营养价值高吗？

一般人的观念都会觉得汤比肉更有营养，据测试，汤里所含的营养只占原料的 5%～10%，多为维生素、无机盐等成分，而大部分营养成分（尤其蛋白质）仍留在了原料（肉）里。肿瘤患者所需要的是肉中的蛋白质，并且大部分肿瘤患者的食量都有减少的情况发生，所以营养医生建议，要想多补充营养，应鼓励患者先吃肉再喝汤或汤和肉一起吃。

以鸡汤为例，鸡汤中汤的营养价值并不高，鸡肉反而比汤更容易消化吸收，溶到汤中的蛋白质也不到总数的 10%，也就是说，还有 90% 多的蛋白质仍留在鸡肉中。汤里拥有的营养物质很有限，其中所含的营养物质是从鸡油、鸡皮、鸡肉、鸡骨内溶解出的少量水溶性的小分子蛋白质、脂肪和无机盐等。

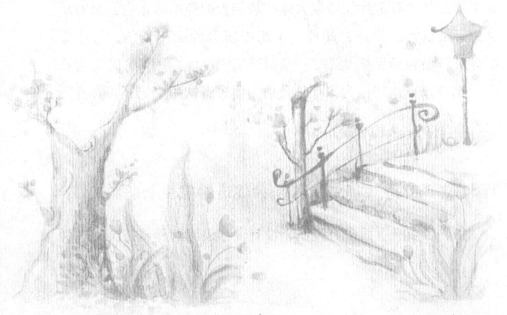

176. 动物蛋白和植物蛋白的区别是什么？为什么建议吃一些动物蛋白？如果对动物蛋白不耐受呢？

蛋白质的食物来源可分为植物性和动物性。其中，蛋、奶、肉、鱼等食物所含的动物蛋白质和大豆蛋白质的氨基酸组成与人体必需氨基酸需要量模式较接近，所含的必需氨基酸在体内的利用率较高，故这类蛋白质被称为优质蛋白质。而在植物蛋白质中，赖氨酸、蛋氨酸、苏氨酸和色氨酸的含量相对较低，所以营养价值也相对较低。动物蛋白质为优质蛋白质，利用率高，如果对动物蛋白质不耐受，可以食用大豆蛋白质或者使用动物蛋白肽或氨基酸。

177. 牛奶会促进肿瘤生长吗？

不会。没有研究显示牛奶会促进肿瘤的生长，相反，牛奶营养丰富，其含有多种能增强人体抗病能力的免疫球蛋白，具有增强患者抵抗力的作用；此外，牛奶中所含的维生素 A、维生素 B_2 等对胃癌和结肠癌也有一定的预防作用。"中国居民膳食指南"推荐每日饮奶量为 300 毫升。肿瘤患者饮用牛奶还可补充蛋白质。

178. 营养支持（加强营养）会促进肿瘤生长吗？

在许多指南里面都有说明，没有证据表明营养支持会促进肿瘤生长。那么营养支持的目的是什么？营养支持不是治疗肿瘤本身，主要是为了改善患者的营养状况，增强患者免疫功能。给予患者营养支持，患者营养状况改善后有利于我们采取许多抗肿瘤治疗的手段，可使患者生存期延长。因此出于对营养支持会促进肿瘤生长的担心而放弃营养支持治疗，是没有依据的。如果患者存在需要使用营养支持治疗的临床指征，仍应采取营养支持治疗措施。

179. 加强营养后，营养被肿瘤吸收得多还是被正常细胞吸收得多？

对肿瘤患者的营养支持是疾病治疗和康复的需要，是实施各种治疗措施的保证。同正常人一样，肿瘤患者每天需要消耗一定的营养，再加上肿瘤生长的消耗与手术、放疗、化疗等治疗措施造成的大量消耗，所以肿瘤患者必须补给身体所需要的营养，而且其需要的营养要比正常人多。加强对肿瘤患者的营养支持和补充，可在改善患者机体营养状况的同时，不仅不会促进肿瘤组织的生长，反而还可以抑制恶性肿瘤，增强机体的免疫功能，并可以使患者有效配合和承受各种治疗，从而可保证治疗效果，提高肿瘤患者的生活质量并延长生存期。

180. 甲状腺癌患者能吃保健品吗？

保健品对肿瘤患者有一定的好处，但不能将这种作用无限夸大。肿瘤患者首先应该进行正规系统的治疗，如手术、放化疗、中药、营养支持等治疗方法，这些正规治疗的作用是保健品所无法替代的。肿瘤患者在选择保健品时，首先要想到保健品不是治疗药，其次要仔细阅读说明书，了解保健品的主要功效，对症选购，最后还要注意是否有保健品标志、批号、生产厂家等。

181. 甲状腺癌患者能吃冬虫夏草、灵芝孢子粉吗？

甲状腺癌患者能吃，但这类保健品应在正规医院医生的指导下服用。冬虫夏草和灵芝孢子粉多见于传统医药学典籍记载，此类中医药保健品在我国有悠久的使用历史，被广泛应用于各种疾病的治疗中。虽然如此，他们却不属于肿瘤营养支持治疗手段，患者并不能依靠服用冬虫夏草和灵芝孢子粉来代替营养支持治疗。冬虫夏草、灵芝孢子粉等保健品中缺乏大量的糖类、蛋白质、脂类等主要基础营养元素，因此无法提供充足的能量给机体以完成机体代谢。

182. 肿瘤患者有没有必要每天吃海参？

海参是珍贵的食品，也是名贵的药材，有滋阴血，润内燥之功效。现代研究表明，海参还具有提高记忆力、防止动脉硬化、预防糖尿病以及抗肿瘤作用。患者可根据自身的经济条件和体质选择食用，一周吃 3~4 次也是可以的。

183. 甲状腺癌患者放化疗期间能吃生蒜吗?

大蒜属辛辣食物,阴虚火旺者以及有眼疾、口腔溃疡、胃溃疡的患者不宜食用,以免加重对患处的刺激。大蒜有杀菌和抗肿瘤作用,如果作为调料,患者是可以适当地少吃一些。

184. 蔬菜、水果每天应吃多少?

我国居民膳食指南中显示:水果类每天摄入 200～400 克;蔬菜类每天摄入 300～500 克。蔬菜中尤以颜色深的绿色、橙色菜的营养丰富,每天最好选用 5 种以上的蔬菜,总量为 300～500 克。

185. 蔬菜、水果摄入不足怎么办?

蔬菜和水果富含维生素、矿物质、膳食纤维等,还具有抗氧

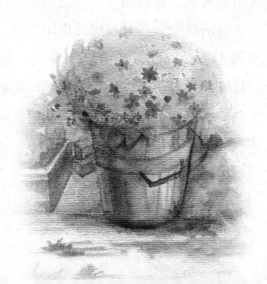

化的作用，可以称为"抗癌尖兵"。每天有一定量的蔬菜、水果的摄入，对患者是有益处的。肿瘤患者在各种治疗中，尤其是放化疗中会出现食欲不振、吞咽困难等不良反应，从而会导致蔬菜、水果的摄入量不足，此时可以把蔬菜或水果打成汁饮用。如果确实因进食困难而导致蔬菜、水果摄入不足，可以用复合维生素矿物质片剂以及膳食纤维来补充。

186. 水果和蔬菜能否互相替代？

不能。蔬菜特别是深色蔬菜的维生素、矿物质、膳食纤维等含量高于水果，水果的碳水化合物、有机酸和芳香物质比蔬菜多。古代养生理论提出"五菜为充，五果为助"，可见祖辈们早就知道蔬菜和水果的营养价值是不能互相替代的。

187. 甲状腺癌患者治疗期间为增加食欲可否吃辣椒？

辣椒作为蔬菜和食品调料，在我国具有悠久的食用历史。研究表明辣椒具有增加食欲、振奋精神、促进血液循环、强胃健脾等功效，辣椒中含有的辣椒素还具有镇痛作用，但过多食用会刺激肠壁，引起腹部不适。因此，如为增加食欲，对胃刺激又不大，食用后感受良好的患者，可以适量吃。建议吃新鲜的辣椒并在烹调时加一些偏凉或寒性的食物以中和食物的性味，如可以添加苦瓜、黄瓜等。

188. 甲状腺癌患者出院后饮食选择应注意什么？

合理安排饮食，选择多种多样的食物，每天尽量食用足量的水果和蔬菜；根据患者患病部位、恢复情况选择食物；每次采购时，可选择一种新的水果、蔬菜、低脂食物或全麦食物；限制红肉的摄入，每周不超过 4 次，每次食用 50~80 克，增加鱼、鸡、鸭、大豆及其制品等含优质蛋白质食物的摄入；避免腌制的、烟熏的及油炸的食物；选择低脂奶和奶制品；饮食注意卫生；如果要饮酒需经主治医生或营养师的同意。如果体重已超重，可考虑减少热量摄入和增加活动量来减轻体重，可以选择自己喜欢的活动。

189. 康复期甲状腺癌患者如何进行食疗？

与营养师确认患者适宜的食物及膳食禁忌。请营养师为患者制订一个营养均衡的饮食计划。患者由于经过一段时间的治疗，身体损耗很大，根据患者体质可为其选一些食疗药膳来调理身体，可选一些补气药膳：黄芪炖乳鸽、人参黄芪烧活鱼、西洋参莲肉汤、山药炖鸭块、山药汤代茶饮；补血食疗膳食：当归炖母鸡、牛肉红枣汤、菠菜猪肝粥等；养心安神食疗膳食：柏子仁炖猪心、冰糖龙眼莲子枣仁江米粥、百合粥等；滋补肾阴食疗膳食：枸杞子炖甲鱼、葱烧海参等。还应多吃蔬菜和水果、粗细粮搭配，不提倡饮酒；可吃一定量的含丰富蛋白质的食物，少吃高脂食物和盐；可适量添加营养补充剂。

190. 为减少不良反应，如何合理安排甲状腺癌患者饮食与化疗的时间？

化疗用药当天，将早餐提前，晚餐推后，延长进食间隔时间，可减轻或避免恶心、呕吐等消化道反应。另外，化疗期间早餐要进食清淡的食物，量取平时的一半，1~2 小时后再进行静脉化疗，可有效减轻化疗所致的恶心、呕吐症状。如果恶心、呕吐、食欲差等反应较重可请医生开些对症的药物治疗。

191. 甲状腺癌患者吞咽困难选择什么食物较好？

正餐或点心尽量选择质软、细碎的食物，例如绞肉泥、蒸蛋等，并以勾芡方式烹调，或与肉汁、肉汤等同时进食可帮助吞咽。亦可将食物制成较滑口的形态，如果冻类、布丁类、泥糊状、液态类食物等。如果患者不能摄入足够食物以满足机体需求，可使用肠内营养补充剂。

192. 甲状腺癌患者食欲不振怎么办？

患者食欲不振时可少食多餐，为其提供高热量、高蛋白饮食、点心、饮料等，或尝试用各种温和的调味料，经常变化烹调方式与食物形态，注意食物色、香、味的调配以增加食欲。尽量少让患者自己烹调油腻的食物，以免影响患者食欲。用餐前可做适当的活动或进食少许开胃、助消化的食物，如山楂、鸭肫、谷麦芽、萝卜、山药、刀豆、酸奶等。如果没有改善，主管医生会给患者服用增加食欲的药物或补充适量的维生素、矿物质。

193. 化疗药物引起不良反应时患者的饮食选择及应对方法？

肢体麻木：除咨询医生用一些营养神经的药物——B 族维生素外，在饮食调理上应增加维持和保护神经系统作用的食物：动物肝脏、牛肉等肉类、鸡蛋、奶、鱼卵、酵母、米糠、麦麸、燕麦、黄豆、豇豆、豌豆、核桃、花生、菠菜、小白菜、油菜、茼蒿、红苋菜、茴香、芹菜、西红柿、竹笋、香蕉等。应避免进食生冷食物和接触寒冷物体，并应注意保暖和进行肢体按摩。

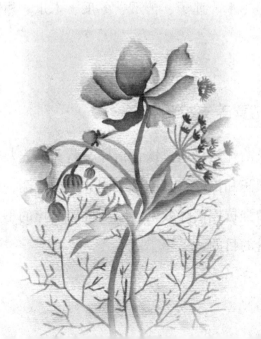

疲劳和乏力：可选择对神经组织和精神状态有良好影响的食物，多食一些含优质蛋白的食物如肉类、蛋、奶、鱼等。如果对这些食物摄入不足，可补充一些乳清蛋白质粉。同时还应摄入足够的新鲜的蔬菜和水果，同样如果摄入的不足，可做成蔬果汁饮用，如此患者的耐受性会好些。还可适当用一些补血益气的药膳，如用阿胶、黄芪、党参、当归、大枣、山药等配一些食材进行食疗。

贫血（血红蛋白<110克/升）：肉类选择红肉，如猪肉、牛肉、羊肉、各种动物肝脏等，红肉含铁丰富，且铁吸收率高；蔬菜、水果含丰富的维生素C，可以帮助铁的利用，含维生素C较多的水果有：猕猴桃、柠檬、柑橘、鲜枣、梨、山楂等；水果在餐后半小时至1小时内进食比较有利于铁的吸收利用。贫血严重时应遵医嘱补充铁剂。

肝肾功能损伤：可改善肝肾功能的食物有：肉、鸽子、鸽子蛋、乌鸡、鱼、贝类、奶、红小豆、黑豆、水芹菜、芦笋、紫甘蓝、胡萝卜、小米、莲子、苦瓜、冬瓜、木瓜、柑橘、山楂、栗子、枸杞子等。

194. 什么是营养支持治疗？

营养支持治疗是指通过饮食指导、营养补充及肠内肠外营养支持等途径预防和治疗营养不良、调节免疫代谢，最终达到改善营养状况，增强抗癌治疗效果，减少抗癌治疗的不良反应，提高患者生活质量的目的。

195. 如何判断患者的营养状况？

患者大概可以自行判断，一是看最近食量有没有减少；二是看体重有没有减轻。

由于治疗或其他原因使患者最近食量减少了，有的比原来少了 1/3，有的减少了一半，出现这种情况的原因可能跟治疗有关。这种情况患者要向主管医生说明或咨询临床营养师，以求得他们的帮助，可通过改变食物质地或口服营养补充剂来增加营养摄入，以增强患者体质，使患者顺利完成抗肿瘤治疗。

体重也是反映患者营养状况的直观指标（但前提是没有水肿）。体重下降，反映的是有一段时间内患者的饮食摄入不足，应提醒患者不要等到体重下降了再重视自己的营养状况，应从饮食开始减少就重视。

患者也可简单地用公式计算来评估自身的营养状况。可用身高（厘米）-105 得到的值，和现在实际体重相比较，就能看出体重是不是达标，如身高 160（厘米）- 105 = 55（千克），±10% 都正常，也就是 49.5 ~ 60.5（千克）都算正常。也可用 BMI（体质指数）来判断营养状况，BMI = 体重（千克）÷ 身高^2（米^2），正常在 18.5 ~ 23.9 之间。患者简单自评后，大概就能看出自己有没有营养不足。但为了更客观地判断患者是否存在营养不良，临床营养师还要对患者进行全面的营养评估，根据评估结果进行营养诊断。如果患者存在营养不足，营养师会对患者进行营养指导并为其制订个体化的饮食及营养治疗方案。

196. 甲状腺癌术后准备化疗或放疗的患者如何加强营养?

肿瘤手术的目的是将肿瘤及其邻近组织从患者体内清除出去,一般术后还需要采取放疗和化疗等辅助手段来提高治疗疗效。根据手术部位的不同恢复饮食的时间也不同。大部分患者从手术后恢复常规饮食到放化疗开始,这当中有 3 周的时间可以进行营养调理,使摄入的营养逐渐达到机体的营养需要量,为放化疗做好营养储备。这时也是进行食疗的好时机,应鼓励患者多进食。如果患者出现进食或营养方面问题,最好咨询营养师,请营养师帮助制订适合患者营养需要的膳食方案。

197. 什么是特殊医用配方食品?

根据中华人民共和国国家卫生和计划生育委员会 2015 年 4 月 15 日发布的《特殊医学用途配方食品通则》,特殊医学用途配方食品是为了满足进食受限、消化吸收障碍、代谢紊乱或特定疾病状态人群对营养素或膳食的特殊需要,专门加工配制而成的配方食品。该类产品必须在医生或临床营养师指导下,单独食用或与其他食品配合食用。该类产品分为三类,即全营养配方食品、特定全营养配方食品和非全营养配方食品。

198. 化疗期间为什么要适量多饮水？

肿瘤患者在化疗期间应当增加饮水量。这是因为在接受大剂量化疗时，患者常会出现恶心、呕吐、食欲不振等不良反应，水分常摄入不足，如果呕吐频繁还会导致脱水；化疗期间患者还易出现口腔干燥、吞咽困难等症状，此时多饮水能补充机体所需，减少呕吐导致的脱水，同时还可减少口腔干燥引起的局部疼痛和滋润黏膜。

化疗药物多具有不良反应，尤其易造成肾脏损害及具有膀胱毒性。当大剂量使用化疗药物时，由于肿瘤组织崩解，尿酸形成增多，需要通过尿液来排出，就是说要见到有形的尿出来。为避免引起化疗不良反应，化疗期间最好能每日饮水 2500 毫升以上，使每日尿量不低于 2000 毫升，以促使代谢产物尽快排出，减少对肾脏的损伤。

应嘱咐患者少量的多次饮水，以防引起胃胀、呕吐等不适。如患者不喜欢喝白开水，可喝些淡茶水、蔬果汁、木瓜奶茶、杏仁露、椰汁等饮料，也可吃多汁的水果或蔬菜，如西瓜、梨、桃、黄瓜、西红柿等。

199. 患肿瘤后首先应去看医生，其次应该做什么呢？

当知道自己患肿瘤后，应积极面对，首先应到正规医院寻求专科医生的治疗，其次要意识到抗肿瘤治疗单靠医生的力量是不够的，还要自己的配合才能完成。这时应该去做什么对治疗肿瘤才会有帮助呢？营养师提醒患者应关注自己的营养状况是不是良好？最近食欲、体重有没有下降？如果有首先要调整自己的情绪，然后制订适合现在状况的食谱。抗肿瘤治疗需要一段时间，与机体的免疫力密切相关。调整和改善营养状况有助于免疫功能的提高，可增强抗肿瘤治疗的效果，减少抗肿瘤治疗的不良反应，还可提高生活质量，所以不可小看和不重视自身的营养状况。如果需要营养师的帮助可到医院联系他们。

200. 一些化疗药物会引起尿酸升高，使用这种化疗药物时应如何调理饮食？

一些化疗药物的应用可致使大量的白细胞破坏，核蛋白转化增加，血液中尿酸增多，从而可引起高尿酸血症。化疗过程中要注意观察尿量和尿液颜色的变化。可鼓励患者多饮水，保证每日充足的液体摄入，以使患者每日尿量>2500毫升，从而加速尿酸的排泄。除遵医嘱给予药物外，在减少尿酸盐结晶沉淀基础上还应给予患者低嘌呤饮食，以少荤多素、宜碱忌酸、宜清淡忌味重为原则，多吃蔬菜、水果、谷类等食物，还可吃牛奶、鸡蛋、海蜇、海藻、海参、大米、小米、面条、麦片、藕粉、核桃、杏仁、花生、百合、莲子等含嘌呤较少的食物，忌食动物内脏、海鲜、贝类等富含嘌呤的食物，还应少喝荤汤等，以减少尿酸的形成。

附：甲状腺癌患者推荐食谱

一、术前食谱

🥟 早餐：豆包1两

　　　　鸡蛋1个

　　　　豆浆250毫升

　　　　拌芹菜腐竹（芹菜75克，腐竹15克，两种食材

　　　　焯一下，调味即可）

🥟 午餐：糙米饭2两

　　　　红烧鸭块魔芋（鸭块150克，魔芋15克）

　　　　素炒圆白菜西红柿（圆白菜200克，西红柿50

　　　　克）

🥟 下午加餐：梨1个（中等大小）

🥟 晚餐：蒲公英粥1碗（大米50克，蒲公英少许）

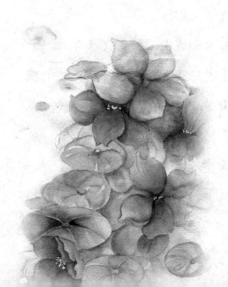

两面发糕 1 两

清蒸鱼（鱼 150 克）

蒜蓉油麦菜胡萝卜（油麦菜 250 克，胡萝卜少许）

二、术后食谱

1. 低脂半流食

🍋早餐：果酱面包 1 个

豆腐脑 1 碗（250 毫升）

🍋加餐：应季水果 1 个（中等大小）

🍋午餐：鸡丝碎菜龙须面 1 碗（250 毫升，鸡肉 25 克，龙须面 50 克，碎菜 25 克）

蒸白菜肉卷加汁（瘦肉 50 克，白菜 150 克）

🍋下午加餐：豆浆藕粉 10 克（把藕粉冲熟加豆浆即可）

🍋晚餐：南瓜粥 1 碗（250 毫升，南瓜 20 克，大米 35 克）

鱼丸烩冬瓜（鱼肉 50 克，冬瓜 200 克）

🍋晚加餐：脱脂牛奶 250 毫升

全天烹调油摄入应在 20 克以下。

2. 低脂普食

🍋早餐：玉米面发糕 25 克（玉米面 15 克，面粉 10 克）

荞麦燕麦粥 1 碗（中等大小碗，荞麦 15 克，燕麦 20 克）

煮鸡蛋 1 个

拌芹菜黄豆（芹菜 75 克，黄豆 5 克，两种食材焯一下，调味即可）

午餐：红豆饭 1.5 两（红豆 15 克，大米 60 克）

白灼虾生菜（虾 130 克，生菜 50 克，虾用水焯熟，生菜垫底浇汁）

枸杞丝瓜（丝瓜 200 克，枸杞少许）

下午加餐：大枣胖大海蜂蜜饮（大枣 3 枚，胖大海 1 枚，蜂蜜 5 克）

晚餐：紫米面馒头 50 克（紫米面 15 克，面粉 35 克）

烩鸡片香干莴笋（鸡肉 50 克，香干 15 克，莴笋 150 克）

萝卜海带汤（萝卜 50 克，海带 20 克）

全天烹调油摄入应在 20 克以下。

三、甲状腺癌伴糖尿病患者的营养食谱

早餐：金银卷 1 两（玉米面 15 克，面粉 35 克）

牛奶 250 毫升

鸡蛋 1 个

拌芹菜腐竹（芹菜 75 克，腐竹 15 克，两种食材焯一下，调味即可）

午餐：荞麦米饭 2 两（荞麦 30 克，大米 70 克）

虾仁豆腐（虾仁 75 克，豆腐 100 克）

蒜蓉油麦菜（油麦菜 200 克）

下午加餐：苹果 1 个（中等大小）

晚餐：紫米发糕 1 两（紫米面 15 克，面粉 35 克）

三彩鸡片（鸡肉 50 克，彩椒 75 克）

素炒茄丁西红柿（西红柿 50 克，茄子 150 克）

温馨提示：每日要吃够 1 斤蔬菜，水果 4 两（如果血糖波动较大，可用西红柿或黄瓜替代水果）。

以上糖尿病饮食仅作为参考，如果患者的血糖控制不好，可找营养师咨询，营养师会给患者做个体化的指导。

四、甲状腺癌[131]I 治疗患者的营养食谱

早餐：小米茯苓大枣粥 1 碗（中等大小碗，小米 50 克，茯苓 5 克捣碎，大枣 3 枚）

小包子 1 个（菜 30 克，肉 25 克）

蒸蛋羹 1 个

上午加餐：酸奶 200 毫升（最好是有益生菌的）

午餐：软米饭 2 两

乳鸽蘑菇油菜心汤（乳鸽 120 克，蘑菇 10 克，油菜心 50 克）

清炒绿豆芽（绿豆芽 200 克）

下午加餐：雪梨银耳羹 250 毫升

晚餐：小花卷 1 个

小疙瘩汤甩鸡蛋 1 碗（中等大小碗，鸡蛋 30 克，面粉 25 克）

莲藕龙骨汤（莲藕 75 克，猪脊骨 100 克）

上汤盖菜（盖菜 200 克）

晚加餐：柚子两瓣

五、甲状腺癌放化疗患者食疗方

1. 甲状腺癌患者除积极的治疗外，还应该注意饮食的营养和搭配，针对化疗、放疗后的患者出现贫血，白细胞减少，精神疲倦，头晕，视物模糊，心悸气短，毛发不泽或易脱落、羸瘦萎黄等症可选用以下食疗方。

【食疗方】当归3克、黄芪5克、熟地3克、砂仁2克、枸杞子3克、紫米15克、大米15克、小米20克、花生米15克、红小豆10克、小枣25克。

【食疗功用】补气养血、开胃和中，提高机体免疫功能，提高抗癌疗效。我们随机对服用过该食疗方的几十例甲状腺癌放化疗患者进行了观察，其症状都有不同程度的改善，白细胞可见升高。

【具体做法】把中药备齐煎至100毫升去渣待用，把粥煮至八成熟后，再将汤药倒进粥里直至煮熟。每天坚持喝1~2碗，这样效果较好，也可随自己的喜好加糖或加盐。

（2）针对放疗的患者出现的咽部干燥、咽部疼痛、口腔黏膜糜烂、吞咽困难、大便燥结等症状，可以应用以下食疗方，使用后患者多自主症状明显减轻。

【食疗方】生地3克、元参3克、麦冬3克、陈皮2克、银耳3克、山药10克、大米25克、小米25克。

【食疗功用】具有清热解表、利咽、滋阴润燥、健脾和胃、润便等功效。

【具体做法】把生地、元参、陈皮煎成100毫升汤药，过箩弃渣备用，把银耳、山药切碎备用，用无油干净的锅把水（大约800毫升）烧开放入小米、大米、银耳、山药和煎制的汤药一起煮，煮熟后（大约剩300毫升）就可食用。如果用高压锅或电饭煲煮，效果更好，口感更细滑，便于吞咽。

六、自制蔬菜汁

【具体做法】胡萝卜3两、西红柿3两、小白菜3两、油菜3两等蔬菜洗净备好，然后锅内放水500毫升烧开，随即把蔬菜切成小块放入锅中，再放10克（一茶勺）植物油，盖上盖，等烧开后再煮2~3分钟关火，不打盖放置温凉后，用捣碎机捣碎过细箩。这样一杯营养的蔬菜汁就做成了。

这款蔬菜汁经营养专家们鉴定，维生素、矿物质等营养成分丰富，可以推荐给患者饮用。

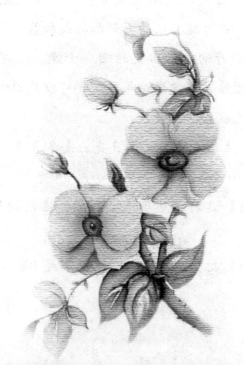

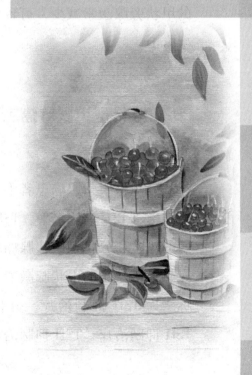

三、用药篇

201. 甲状腺癌患者术后需服用哪些药物？

甲状腺癌患者术后要进行内分泌治疗，即口服甲状腺素。因为甲状腺素可抑制脑垂体促甲状腺素的分泌，从而可对甲状腺组织的增生和癌组织的生长起到抑制作用，因此甲状腺癌患者术后应常规口服甲状腺素，这对于预防复发和治疗晚期甲状腺癌有一定的积极作用。同时甲状腺癌患者术后甲状旁腺功能低下，分泌的甲状旁腺激素减少，可致血钙降低，因此应适当补充钙剂和维生素 D。

202. 分化型甲状腺癌患者手术后为什么要服用甲状腺素？

分化型甲状腺癌患者手术后要通过服用甲状腺素来降低促甲状腺素（TSH）的水平，TSH 水平升高会提高分化型甲状腺癌复发的风险。分化型甲状腺癌患者术后应用甲状腺素，一方面可补充患者所缺乏的甲状腺激素；另一方面还可抑制癌细胞生长，这称之为 TSH 抑制治疗。分化型甲状腺癌患者术后应及时给予TSH 抑制治疗，TSH 抑制治疗首选左甲状腺素。

甲状腺癌	TSH 抑制目标值
高危及中危甲状腺癌	<0.1mU/L
低危甲状腺癌（包括无残余甲状腺组织者）	0.1~0.5mU/L 或稍低于 0.1mU/L

203. 目前常用的甲状腺素制剂有哪些？

甲状腺素制剂目前市场上有三种：左甲状腺素、碘塞罗宁和甲状腺粉。

（1）左甲状腺素（T_4）：又名优甲乐，是人工合成的甲状腺素，效价稳定、可靠，有口服片剂和静脉注射液剂两种剂型。

（2）碘塞罗宁（T_3）：T_3是人工合成的，效价稳定，只有口服制剂。由于T_3对心血管的作用太强，临床上很少应用，偶尔用于甲状腺功能减退危象治疗和T_3抑制试验。

（3）甲状腺粉：是将动物甲状腺焙干，碾磨成粉，压制成片。甲状腺粉只能经肠道吸收，效价不够稳定，但制作方便，来源广泛，价格便宜。存放时应避光，在阴冷处存放不易变质。

这三种制剂都有口服制剂，胃肠道吸收完全。甲状腺粉和左甲状腺素发挥作用缓慢，一般在服药1周后发挥疗效，2~4周后患者才可有明显好转。T_3服药后6小时即可见效，但维持时间较短，需1天服药2次，停药后数天症状又可出现，故不适宜用于永久性治疗。

204. 什么人不能服用甲状腺素制剂？

对该品及其辅料高度过敏者；未经治疗的肾上腺功能不足，

垂体功能不足和**甲状腺毒症**患者；不得在急性心肌梗死期、急性心肌炎和急性全心肌炎时应用该品。

205. 应用甲状腺素制剂有什么不良反应吗？

长期按医嘱服药并监测临床表现和实验室指标，使人体新陈代谢在正常活动范围内，一般不会出现不良反应。过量服药可能会出现下列甲状腺功能亢进的临床症状，包括：心动过速、心悸、心律不齐、心绞痛、头痛、肌肉无力和痉挛、皮肤潮红、发热、呕吐、月经紊乱、震颤、坐立不安、失眠、多汗、体重下降和腹泻。出现上述情况时停药 1~3 天后症状可消失。一旦上述症状消失后，患者应小心地重新开始药物治疗。对于幼年的甲状腺功能低下者过量服药可能引起短期的假性脑病。长期服用甲状腺素制剂可能会发生骨质疏松，应建议患者配合服用钙剂。药物不足会引起面部水肿，表情淡漠，体重增加。如出现以上情况，应及时就诊，复查甲状腺功能后增加药量。

206. 在甲状腺素替代治疗中应注意哪些问题？

（1）开始剂量宜小。为了避免服药后心绞痛发作，主张从小剂量开始，甲状腺功能减退越严重，病程越长，则开始剂量越小。以后逐渐增量，每 2~4 周增量 1 次，每次增量 1/4~1/2 片，

甲状腺毒症：指任何原因引起血循环中甲状腺激素过多，引起甲亢表现，如机体产热增多，患者怕热不怕冷，手平举可见细微震颤。

2~3 个月可达到维持剂量，直至 TSH 和 T$_4$ 恢复正常。

（2）甲状腺素**半衰期**长，服药后血浆药物浓度比较稳定。当血浆药物浓度和病情稳定后，可以改为每日服 1 次，如此服药方便还不容易遗漏，并且疗效与每日 3 次是相同的。甲状腺素制剂一般需要终身服用。

（3）超敏的 TSH 测定可以避免替代治疗药物剂量过量，替代治疗要求 TSH 维持在正常值范围内。甲状腺素制剂长期剂量过大不但会引起骨质疏松，而且对合并心脏病的患者来讲也是有害的。长期服用甲状腺素制剂的患者不需要经常检查甲状腺素水平，每半年或 1 年检查 1 次就可以了。

207. 切除甲状腺右叶的患者，可以服用左旋甲状腺素钠吗？

甲状腺分泌的甲状腺素均为左旋甲状腺素。左旋的意思是该物质的分子结构是左旋的，而不是说由左侧甲状腺产生的。因此，无论切除的是哪一侧甲状腺，都可以服用左旋甲状腺素钠。

208. 甲状腺癌患者术后要终身补充甲状腺素吗？

滤泡状甲状腺癌、乳头状甲状腺癌的病程较长，因此，这些类型的患者在手术后还应长时间补充甲状腺素进行治疗，但长期

半衰期：药物自体内清除半量（或药物浓度减少50%）所需的时间。

补充甲状腺素可增加患骨质疏松症、心脏病等疾病的概率。因此，甲状腺癌患者术后生存 5 年以上，可在医院复查后适当减少药量。

209. 甲状腺素制剂能与其他药物产生相互作用吗？

甲状腺素会影响凝血时间，抗凝治疗的患者同时口服甲状腺素制剂替代治疗时，应多次测定凝血时间，抗凝药物剂量应减少约 1/3。甲状腺功能减退同时应用胰岛素或口服降糖药的患者在使用甲状腺素制剂替代治疗时，注意胰岛素和口服降糖药的剂量需要增加。苯妥英钠、卡马西平和利福平可加速甲状腺素的代谢，服用上述药物时，甲状腺素制剂剂量应增加。考来烯胺（消胆胺）和铁盐等会影响甲状腺素在肠道的吸收，两种药物应该间隔 4~5 小时服用。对同时合并肾上腺皮质功能减退的甲状腺功能减退的患者，应用激素替代治疗时，应先服用糖皮质激素后服用甲状腺素，因为先服用甲状腺素，可能会加剧糖皮质激素代谢，从而引起肾上腺皮质功能减退危象。

210. 孕妇能吃甲状腺素制剂吗？

分化型甲状腺癌患者，在妊娠期间应该坚持服用甲状腺素制剂。由于服用甲状腺素后的血药浓度略高于正常甲状腺素浓度水平，但低于甲状腺功能亢进症水平，长期服用对人体不会造成不良影响，不会影响母亲和胎儿的健康。母亲血循环中的甲状腺素不能通过胎盘，胎儿甲状腺素是胎儿自己制造、分泌的，所以母亲服用甲状腺素制剂不会影响胎儿的健康。甲状腺素由乳汁排泌极少，因此母乳喂养婴儿也是安全的。但是妊娠期甲状腺素抑制性治疗还是要特别注意，避免因甲状腺素过量而对胎儿造成不良影响。

211. 如何正确服用甲状腺素制剂？

甲状腺癌患者术后需长期服用甲状腺素制剂，甲状腺素制剂有助于减少或防止术后复发，但是不正确的用药可导致严重心血管并发症。正确的服药方法是：①每天按时服药；②当出现心慌、多汗、急躁或畏寒、乏力、精神萎靡不振、嗜睡、食欲减退等甲状腺素水平过高或过低表现时要及时告知医生，以便及时调整给药剂量；③不自行停药或不随意变更药物剂量；④随年龄变化，药物剂量有可能改变，服药后如感觉不适应及时到医院就诊。

212. 如果漏服甲状腺素制剂怎么办？

服药时间建议在早餐前 30 分钟，将一日剂量一次性用水送服，当然在其他时间服用亦可。但应在每天的同一时间服用，要养成良好的服药习惯，切勿私自更改服药剂量和停止服药。如果清晨漏服，可以在其他时间补充，甚至可以在次日翻倍服用。

213. 患者总是忘记服药，怎么办？

通常来说，只有严格按照医嘱或药品说明书服药，才能确保使用的药物安全有效。因此，为了避免患者忘记服用药物，可以采用以下方法：

（1）用手机备忘录或闹钟提醒：提前把服药时间、剂量等输入手机备忘录，提醒患者吃药。如果是老人，提醒的铃声应该设置得大一些，以便老年患者能够及时听到提醒。

（2）制作一个简易的用药台历：把药名、服药时间、服药剂量、服药次数都备注在上面，每吃完 1 次，就在相应的位置上打一个勾。台历最好放在每天都能经过的地方，如水壶旁、床头柜上或者客厅的茶几上等，这样能随时提醒患者服药。

（3）使用分药盒：分药盒对于需要长期服用药物的患者来说，非常方便。患者可以提前将下一周需要服用的药物进行整理，并将分药盒放在显眼的地方。分药盒的优点就是在外出时也可以随身携带。

当然，以上介绍的方法，患者可以根据自己的情况，任选一种，也可以结合起来使用。

214. 老年患者使用甲状腺素制剂时要注意什么？

对于老年患者，由于其肝肾功能减退，开始治疗阶段应特别注意。应选择较低的起始剂量，并在较长时间间隔内缓慢增加剂量。服药期间注意观察其有无心动过速、焦虑、激动和无意识运动等情况出现，同时还应注意监测三碘甲状腺原氨酸（T_3）的水平，以防止药物过量。

215. 甲状腺癌患者服用钙片时要注意什么？

现在市场上的钙剂品种繁多，主要是碳酸钙、乳酸钙、葡萄糖酸钙等，其吸收率为 30%~38%，口服要比静脉途径吸收效果好。碳酸钙的最佳服用时间是饭后半小时，分次服比一次服好，这样可达到最好的吸收效果。钙在酸性环境中容易被吸收，胃酸含量高者吸收较好，胃酸含量低者可口服有机钙，如柠檬酸钙等。另外，补钙后不宜大量饮水，以免钙随尿液排出过多。

216. 如何避免买到假药、劣药？

为避免买到假药劣药，可以从以下几个方面进行考虑：

（1）选对药店：患者应该到正规的大药店去购买药物，特别是中草药，严禁在一些流动摊贩或者网上购买药物。

（2）看包装：包装的质量是鉴别药物的一个方面。此外，最重要的是要了解药字号、消字号、卫字号和健字号的不同意义。一般来说，药字号代表国药准字药品，包括中成药、西药和部分外用药，具有治疗疾病的功能；消字号代表外用消毒用品；卫字号代表卫生用品（还包括部分化妆品）；健字号代表保健品。另外，不管购买什么药品，均应该认真查看生产日期及有效期。

（3）识别虚假广告：任何一种药物在治疗疾病时，都不可能立竿见影，立即见效。俗话说："病来如山倒，病去如抽丝"，即便是对症治疗的药物，正确服药后，药效的反应还是有一定时间的。因此，面对虚假广告患者一定要保持冷静。

217. 出现哪些问题时需要停药？

严格地说，患者服药应该按照医嘱正确进行。是否继续服

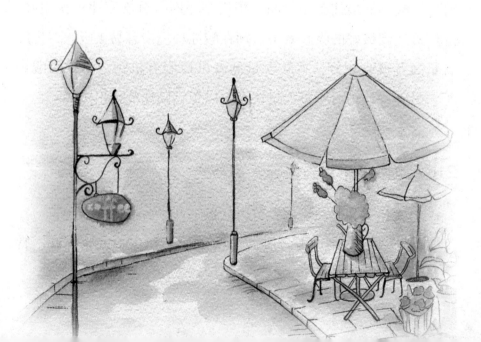

药，是否停药，应该严格按照医嘱进行。但有时也会出现一些特殊情况。比如用药后不见效或者病情加重，或出现一些不能耐受的不良反应，如出现不能耐受的胃肠道反应（恶心、呕吐、腹泻、便秘等）、皮疹、瘙痒等。出现这些情况，可能是因药物不对症或者是药物本身的不良反应。多数情况下这些问题会在停药后消失，如果停药后，症状仍较重，或者持续，则需要去医院进行治疗。

218. 用什么水服药最好?

吃药最好是用白开水送服，可选择温度在 50℃ 的白开水 200ml 左右。因为水有保护和润滑食管的作用，同时能加速药物在胃肠道内的溶解，可促进药物的吸收，加速药物的排泄，减少一些不良反应。但是有些药物则建议使用温凉的水服用，如某些益生菌等，因为这些药物遇到热水便失去了效果。此外，口服药也不建议使用茶水送服，因为茶水中的咖啡因可能会影响某些药物的作用，而且某些药物可能还会和茶叶中的一些物质发生反应，从而影响药效。

219. 口服药为什么不能用牛奶、果汁送服?

一般来说口服药不建议使用牛奶或者果汁送服。主要是因为牛奶中的蛋白质、钙离子以及果汁中的大量酸性物质可能会和药物中的某些成分发生反应，从而影响药效，同时还易增加患者的

123

不适感。

220. 胶囊剂型的药物为什么不能掰开服用？

用胶囊装的药物，一般都对食管和胃黏膜有刺激性，或口感不好、易于挥发、在口腔中易被唾液分解，或易吸入气管。这些药用胶囊装，既保护了药性不被破坏，又可使消化器官和呼吸道免受刺激。去掉胶囊壳可能会造成药物流失、药物浪费、药效降低。另外，有些药物需要在肠内溶解吸收，胶囊是一种保护，可保护药物不被胃酸破坏。

药物做成胶囊的剂型主要从以下几个方面考虑：

（1）它可以掩盖药物对人本身味觉上的不良刺激，如特别苦、特别咸等对人的刺激。

（2）可以掩盖药物的特殊气味，如臭味、刺鼻的气味等。

（3）减少药物的刺激性。

（4）延缓药物的释放。

（5）控制药物释放的部位等。

因此，如果将胶囊药物掰开服用则可能会出现以下情况：

（1）药物的口感不好，难以下咽。

（2）药物的气味很大，患者接受不了。

（3）增加了药物的刺激性，如对食管及胃肠道的刺激性增加，即增加了药物的不良反应。

（4）使得药物释放过快，容易给患者带来一定的危险。

（5）药物在不该释放的部位释放，从而影响了药物治疗的效果等。

所以，一般胶囊剂型的药物不建议掰开服用。

221. 药物漏服了怎么办？

在日常生活中，由于各种原因，经常会出现忘记服药的情况。如果发生了漏服的情况，最好的办法是寻找到医生的帮助，咨询医生是否需要补服，应该什么时候补服（特别是对口服化疗药物的补服，有严格的要求），千万不可在下次服药时自行加大剂量，以免不正确的服药引起血药浓度突然升高而造成药物中毒。是否需要补服漏吃的药物，要根据具体情况决定。当然，对于一般药物而言，可以根据漏服药物的具体情况补服。一般来说，一天服 1 次的药物，当天记起应马上补服。至于一天服 2~3 次的药物漏服药物如果是在两次用药时间间隔一半以内，可以按量补服，下次服药再按原时间间隔；如果漏服药物时间超过用药时间间隔的一半以上，一般不需要再补服，下次按原间隔时间用药。特殊药物须遵医嘱或药物说明书服用。

222. 哪些药物应该早晨服用？

一般来说，抗高血压药物应该选择在早晨服用，这是因为人的血压在 9：00~11：00、16：00~18：00 最高。利尿药也应该尽量选择在清晨服用，这样可避免夜间排尿次数过多，而影响夜间休息。此外，抗抑郁药也建议早晨吃，因为抑郁症有暮轻晨重的特点。

223. 哪些药物应该在餐前服用？

一般来说，为了减少药物对胃肠道黏膜的刺激，应该尽量选择在餐后服用。但是，有些药物应该在餐前服用，以免影响药物的疗效。如胃黏膜保护药应该在餐前服用，这样有利于药物附着在胃黏膜的表面，形成一层保护屏障，达到保护胃黏膜的作用。促进胃动力药物，如多潘立酮（吗丁啉）也应该在餐前半小时服用，这样可使药效最强。此外，某些降糖药物和抗生素也建议餐前服用，以免影响药效。因此，在服用药物前，一定要认真阅读说明书，以确保在正确的时间服用正确的药物。

224. 哪些药物应该在睡前吃？

服用后可能导致患者嗜睡、困乏的一些常见药物，建议患者应该睡前吃，如抗过敏药物、某些感冒药物等。此外，哮喘多在凌晨发作，因此，平喘药应该在睡前吃。降血脂的药物也应该在睡前吃，因为肝脏合成胆固醇主要在夜间。

225. 药物为什么有处方药和非处方药之分？

处方药是需要凭医师或其他有处方权的医疗专业人员开写的处方才可以在药店或者医院药房购买的药物。这类药物需要在医生及药师的监督或指导下才可以使用。非处方药是患者可以在药店里直接购买的药物。这类药物的特点是安全性高，疗效确切，便于自我使用，用药期间不需要检测，便于贮藏，不良反应较少等。随着时间的推移，处方药也可以变为非处方药，非处方药也可以变为处方药。

226. 为什么一定要看药物的禁忌？

药物的禁忌是指在某些情况下绝对禁止服用该类药物的一个说明。最常见的是"对本品过敏者禁用"。所以，医生在开具处方时，通常会询问患者的过敏史以及既往用药史等，这时患者应该如实告知医生。但是，有些药物的禁忌证较多，医生不可能面面俱到，因此，如果患者看了药物说明书中的药物禁忌，就可结合自身情况判断自己能否服用该类药物，同时也是对自己的一种保护。

227. 为什么有些药物需要特殊的保存条件？

患者在服药过程中会发现，大部分药物只需要常温保存，但是有部分药物对于放置的条件却要求比较高，需要特殊的环境保存。因为有些药物因其特殊的药理毒理作用，需要在特定的环境下保存，防止药物失效及减少不良反应的发生。比如说，有些药物容易受到温度的影响，因此需要冷藏保存；有些药物见光容易分解失效，因此需要避光保存；有些药物容易吸潮变质，需要在干燥的条件下保存。这些特殊的保存条件，都是根据药物的不同性质而做出的正确说明。如果不严格按照标准贮藏药物，就会导致药物变质，使药物的有效性下降或者毒副作用增加。如抗病毒药、胰岛素、增强免疫制剂等药物，若放在温度较高的地方，就会导致药物的成分失效而达不到治疗的目的；毒、麻药物需要特殊管理和保存，若长期、大量使用该类药物，就会导致药物成瘾性的发生，因此这类药物需要严格特殊的保存。

228. 为什么要尽量减少用药量和药物种类?

"是药三分毒"，药物既能治病救人，又能产生严重的危害而危及患者的生命安全。患者在服药的过程中，要避免走入一个误区，即服用药物的数量越多，服用药物的种类越多，治疗效果就越好。因为，服用药物后，药物在人体内都要经过代谢，这些代谢过程有人体的重要器官参与，如肝脏、肾脏等。在服药过程中，增加用药量，会导致药物在体内蓄积，从而影响人体正常器官的功能，对人体产生危害。而且同一类药物的有效成分相同，代谢途径也相似，所造成的毒副作用也会出现叠加的现象。即当两种药物或两种以上药物同时使用，就会发生药物的相互作用。

相互作用分为相加作用和相减作用。如有时两个作用相似的药物同时应用，治疗作用就会增强；但当同时服用两种作用相反的药物时就会产生相减作用，降低药物的疗效，甚至发生严重的不良反应，对患者身体造成严重的伤害。因此，患者在服药时，服药的量应该严格按照药物说明书或遵从医嘱执行，服药的种类也不宜过多。

229. 为什么"小广告"上的药物不可信？

患者生病后，都希望能够尽早地治愈疾病。因此，会跑遍所有知名医院寻医问药。这个过程是漫长的，也是痛苦的。因此，有些患者，会放弃正规医院的治疗，转而相信其他途径。其中就包括各种各样的"小广告"。但患者需要知道，我国法律禁止处方药在大众媒体上做广告，因而，在电视、报纸上宣传的不是保健品就是非处方药。这些非处方药对于一些疑难杂症的治愈情况如何，没有得到确定。因此，对于"小广告"上的药物一定不能信。

230. 为什么一定要按医嘱服用药物？

因为药物的作用机制不相同，有些药物直接在胃或肠道起作用，有些药物在小肠吸收，通过血液循环到达全身，血药浓度上升到一定程度才开始起效。药物要起作用必须保持血药浓度高于一定水平。所以，在血药浓度降低到最小有效浓度之前，需要再次服用药物。按医嘱规定服药，可使血药浓度长期保持在适当的范围内，如此才能使药物发挥应有的效果。但是，如果因为某次忘记服药，而在下次服药时把两次的量一起服用，则会导致血药浓度过高，而使患者出现意想不到的不良反应。所以一定要按医嘱服用药物。

患者如果不按照医嘱服用药物，便会出现两种情况，即超量服用药物和减量服用药物。多数患者在治病初期，存在希望药到病除、早点治愈疾病的心理。在这样的心理状态下，患者可能会擅自增加用药剂量，认为这样做病可能会好得快一点。但殊不知，这样做产生的危害也是非常大的。超量服用药物所造成的肝肾负担及其毒副作用也在加强，这对于治疗疾病是非常不利的。反之，等疾病得到了控制，患者自我感觉很好的时候，可能又会开始擅自减少药物剂量，甚至认为症状减轻了就可以停药了。其实，这样做都是不对的。这样做只会影响到疾病的治疗过程，是万万不可取的。

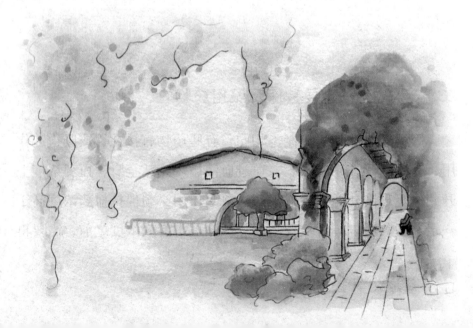

231. 用哪种体位服药最好？

用哪种体位服药效果好？吃药讲究体位，是为了更好地发挥药物疗效，避免不良反应。卧床患者最好采用坐姿服药。一般患者服用药片，应至少饮用100毫升温开水，并保持站立姿势1分半钟，可获得良好的疗效。另外，吃药不喝水可致药效降低或造成食管的损伤。饮水可增加胃的排空速度，使药物更快到达小肠，有利于药物的吸收。增加饮水量还可使溶解度小而剂量大的药物增加溶出量，使药物吸收增加，从而提高血中药物的浓度。切忌干吞药物以免药物损伤食管黏膜。

232. 为什么一定要看药物的说明书？

阅读药物说明书是正确用药的前提，阅读时特别要注意药物的禁忌，慎用、注意事项，不良反应和药物间的相互作用等事项。"禁忌"一般是指说明书中列出的禁止使用该药物的人群、生理状态、疾病状态、伴随的其他治疗、合并用药等提示，患者均应严格遵守。"慎用"是指该药物不一定不能使用，而是应该在权衡利弊后谨慎使用，患者用药后应注意密切观察，一旦出现不良反应要立即停药，及时就医。

233. 用药期间为什么不能喝酒？

因为酒精会影响药物的作用。大多数药物进入人体后，需经肝脏代谢，而酒精的存在会干扰这一过程，从而使药物作用减弱。酒精还会使药物的代谢产物无法正常排泄，而转向与肝、肾细胞结合，从而造成肝、肾组织的损伤，严重时，可导致肝坏死。另外，酒精还会增加药物对胃肠道的刺激作用，严重者可引起消化道出血。酒精还有扩张血管、降低血压的作用，如心绞痛患者服用硝酸甘油时饮酒，会出现低血压现象。另外，酒精可增强利尿剂的利尿作用，还可增强阿司匹林对胃的刺激作用，服用阿司匹林时饮酒可能诱发胃出血。此外，许多药物可抑制肝脏中的解酒物质发挥作用，使酒精在体内的代谢中间产物乙醛在人体内蓄积，从而引起毒性反应。所以，用药期间不能喝酒。

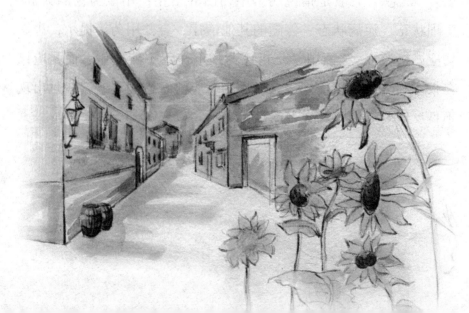

234. 镇痛药物包括哪些药物？

第一类为非甾体抗炎镇痛药。常用的有阿司匹林、布洛芬、吲哚美辛（消炎痛）、对乙酰氨基酚（扑热息痛）、保泰松、罗非昔布、塞来昔布等。镇痛作用比较弱，没有成瘾性，使用广泛，疗效确切，用于一般常见的疼痛，但如果使用不当，也会对人体健康造成损害。

第二类是中枢性镇痛药。以曲马多为代表，是人工合成的中枢性镇痛药，属于二类精神药品，为非麻醉性镇痛药。曲马多的镇痛作用比一般的解热镇痛药要强，但又不及麻醉性镇痛药，其镇痛效果是吗啡的 1/10。主要用于中等程度的各种急性疼痛及手术后疼痛等。

第三类是麻醉性镇痛药。以吗啡、哌替啶（度冷丁）等阿片类药物为代表。这类药物镇痛作用很强，但长期使用会成瘾。这类药物有严格的管理制度，不能随便使用，主要用于晚期癌症患者。

除上述三类镇痛药外，还有其他一些镇痛药，如中药复方镇痛药等。

235. 什么情况下需要使用镇痛药物？

在现代医学中，疼痛已被列为继呼吸、脉搏、血压、体温之后的第五大生命体征。什么情况下使用什么样的镇痛药，是有"讲究"的。常见的颈肩腰腿痛应该首选非甾体抗炎镇痛药物，如芬必得、扶他林等。镇痛药研究报告显示，对于有严重胃肠道疾病的患者，可选用对胃肠道有较少刺激的非甾体抗炎镇痛药物，只有在非甾体抗炎镇痛药物使用无效时才考虑使用中枢镇痛药。晚期癌症患者镇痛应遵循三阶梯镇痛原则，从非甾体抗炎镇痛药物到中枢镇痛药，最后上述两类药物无效时才选用阿片类药物。

236. 吃镇痛药物会上瘾么？

药物成瘾是一种慢性、复发性、患者不顾后果持续服药的强迫行为，就是我们所说的药物依赖性，分为**躯体依赖性**和**精神依赖性**两大类。现在应用的镇痛药主要分为三种：①抗炎镇痛类：不会成瘾，如芬必得、扶他林，用于轻度疼痛的治疗；②中等强度的镇痛药：正规使用不会产生成瘾性。如曲马多、可待因等，用于中度疼痛的治疗。曲马多是一种非常弱的阿片受体激动剂，其本身不属于阿片类药物；③阿片类药物：包括吗啡、哌替啶（度冷丁）、芬太尼透皮贴等，它们有一定的成瘾性，在病情需要时正规使用可以避免产生成瘾性。

237. 吃了镇痛药还疼痛怎么办？

很多患者吃了镇痛药物会出现"不管用"的情况，这与选择药物的种类及给药剂量不合理有关，出现这个情况后不能盲目

躯体依赖性：也称生理依赖性，即停药后患者产生身体戒断症状。
精神依赖性：即停药后患者只表现主观不适，无客观症状和体征。

地自行换药及加大剂量，这种做法是万万不可取的，因为换药及加大剂量都有可能会导致药物的滥用及出现成瘾性。服用镇痛药物后，疼痛仍不缓解应咨询医生，应在医生的指导下合理使用镇痛药物。

238. 镇痛药物有哪些不良反应？

长期服用阿片类镇痛药可形成对镇痛药的依赖性，一停止服药就会药瘾发作，出现头痛加剧、周身不适、焦虑、烦躁、失眠多梦、厌食、恶心、呕吐等**戒断反应**的症状，也可以出现便秘、嗜睡等不适。阿片类镇痛药，如度冷丁、吗啡等，镇痛作用强大，有极强的成瘾性，因此仅用于晚期癌症患者的镇痛。长期服用非甾体镇痛药有造成胃出血的可能。

239. 镇痛药物引起的不良反应怎么处理？

因镇痛药物独特的理化性质，服用后发生不良反应，应该特殊对待，做到对症处理，例如发生轻度的便秘、恶心、呕吐等不良反应时，暂时无需特别关心，可继续观察，必要时可给予相应的药物治疗。如若发生严重的成瘾性、胃出血及其他严重的不良

戒断反应：指停止使用药物或减少使用剂量或使用拮抗剂占据受体后所出现的特殊的心理症候群，其机制是由于长期用药后，突然停药引起的适应性反跳，不同药物所致的戒断症状因其药理特性不同而不同，一般表现为与所使用的药物作用相反的症状。

反应，就必须立即停药，及时前往医院，由相关的医务人员进行处理。

240. 哪些情况是术后的自然状况，不需要服药？

术后出现咳嗽、咳痰及低热属于自然状况。甲状腺癌手术大部分是全麻下进行，因为手术是全麻插管，因此手术后呼吸道分泌物会增多，手术后咳嗽、咳痰属于正常情况，咳嗽可以排出分泌物，因此不需要使用药物处理。术后低热与咳嗽无关，正常手术后都会出现低热，其属于吸收热，无需特殊处理。

241. 退热药包括哪些药物？

常见的退热药有：布洛芬、对乙酰氨基酚（又名扑热息痛）、尼美舒利、阿司匹林、柴胡注射液、安乃近及退热肛栓等。

242. 什么情况下需要使用退热药物？

体温 38.5℃ 以上时需用退热药。38.5℃ 以下的发热，一般属于身体免疫功能可应对的安全范畴，不必吃退热药。此时可通过喝适量的温开水或口服补液盐，让身体出汗或排尿以助降温。同时还可以采取物理降温措施，如用低于体温的温水擦拭头颈和四肢，或用低浓度酒精擦拭腋下、手脚心等。如果过早用退热药，不仅会影响患者身体免疫功能，延长病程，还可能因退热掩盖了症状，而加大原发病的诊断难度。

243. 服用退热药物有哪些注意事项？

服用退热药物以后，首先要观察体温的变化情况，大部分退热药物都是通过增加出汗而起到退热作用的。有一部分患者在服用退热药物以后出大汗，甚至虚脱、休克。大汗以后患者的血容量急剧减少，出现心悸、口干、口渴、血压下降等症状和体征，出现这种情况时应该立即就医。很多人以为，退热药物就是治疗感冒的，一有感冒的症状出现就应该口服退热药，这是错误的。退热药物不能长期大剂量的服用，否则可以引起肝肾功能损害、中性粒细胞减少、血小板减少，甚至可以发生再生障碍性贫血。因此，退热药物应该短期使用，使用时最好不超过 3 天，同时还应在医生指导下使用，以免引起严重的并发症。

244. 什么情况下不需要继续服用退热药物？

当体温降到 38.5℃ 以下时就不需要继续服用退热药物了。体温降到 38.5℃ 以下时，机体的自身免疫保护机制得到恢复，可通过下丘脑体温调节中枢调节体温，此时停药还可减少药物对身体的损伤。

245. 服用退热药物可能出现哪些不良反应？

　　服用退热药物后可能会出现轻度的胃肠道不适，偶有皮疹和耳鸣、头痛、凝血功能异常及氨基转移酶升高等情况，也有可能引起胃肠道出血而加重胃肠道溃疡。还有报道说在脱水、血容量低和心输出量低的状态下服用退热药物可偶见可逆的肾损伤。过量服用退热药物可能出现中枢神经系统抑制、癫痫发作等不良反应。

246. 服用退热药物后退热是否有意义？

　　常规意义上的退热药只起退热作用，并不是针对引起疾病的病原体而进行的治疗。比如细菌性肺炎引起高热时，首先需要使用抗生素控制感染，进而达到彻底消炎退热的效果，如果仅仅使用退热药，体温只能暂时性降下来，过一会还会升上去，导致反复使用退热药。这种盲目服用退热药物退热还会导致患者因出汗太多而虚脱，反而不利于治疗。

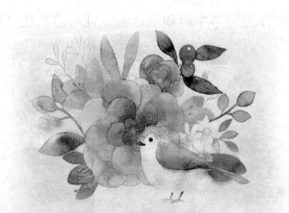

四、心理帮助篇

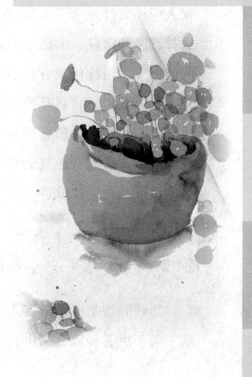

247. 怎样正确面对得了恶性肿瘤的事实？

在我国，肿瘤发病率越来越高，已逐渐超越了心脑血管疾病的发病率，所以，得了肿瘤并不要惊慌。与此同时，随着科学技术的不断发展和肿瘤知识的不断普及，肿瘤的控制率得到了很大的提高。虽然肿瘤对人身体的危害极大，但只要及时进行科学合理的治疗，很多患者都可以达到长期生存或治愈的目的。美国国家癌症研究所的统计显示目前恶性肿瘤的总体 5 年控制率已达60%，尽管有些肿瘤的控制率仍很低，但大部分肿瘤的治疗效果都有了很大提高，这是医学发展对人类的巨大贡献。一旦确诊为恶性肿瘤，患者和家属一定要镇静，千万不要惊慌失措，此时全家人应该安静地坐下来商讨一下，共同寻找正确的治疗方案。如选择就医的医院、家属如何协助就医、手头事情的安排、治疗时间的保障、治疗付费方式的选择等问题的商讨。紧张、焦虑、绝望、胡思乱想、盲目乱投医只会耽误合理、有效的治疗时机，加重患者的病情。罹患恶性肿瘤后，首次就医最好选择市级肿瘤专科医院或三级综合医院的肿瘤科，以便在短时间内获得科学、合理的治疗及预期疗效。

248. 癌症患者一般会有哪些心理特征？

恶性肿瘤是严重危害人类生命健康的常见病、多发病和疑难病。对于患者和家属来讲，是一个重大的冲击，虽然每个患者所表现出来的情绪和行为会有极大的不同，但是归结起来都有以下几个共同特点：

（1）依赖性增加，被动性加重，行为变得幼稚。患病后总认为应受到别人的关怀和照顾，亲人们更应为其做出牺牲。

（2）自尊心增强，担心被人瞧不起。

（3）疑心加重，甚至认为别人低声说话就是在谈论他的病情，对医务人员不信任等。

（4）主观感觉异常，情绪易激动，焦虑和恐惧，害怕孤独，表现为寝食不安、失眠早醒、情绪低落等。

（5）除了哀伤反应以外，有的患者还会出现其他的心理反应，如罪恶感等。由于疾病的影响，患者家中的收入减少，医疗费用增加，孩子老人失去照顾等，也会给患者带来很大的心理压力和内疚感。

249. 患者应该如何进行自我心理调节？

患者持有何种心态，这对肿瘤的治疗及康复至关重要。患者既不能表现得过于超脱，不积极治疗，对疾病听之任之，又不能过度紧张，恐惧害怕，抑郁消沉甚至悲观绝望。而应该是勇敢而理智地面对疾病，积极配合治疗。需要注意的是，不是所有的患者从一开始就会有一个良好的心态，绝大多数患者都需要一个逐渐调整的过程。那么如何才能做好自我心理调节呢？

（1）了解有关知识，正确认识疾病：肿瘤患者需要了解一些肿瘤基础知识，包括目前医学界对肿瘤的防治观点、研究动态以及发展趋势，以正确认识疾病。恶性肿瘤是一大类防治较为困难的疾病，但只是人类疾病的一种而已，其造成的后果与心肌梗死、中风、高血压等一样，都会对身体和生命产生危害。通过学习疾病知识，可帮助患者更好地配合医务人员，积极进行治疗。

（2）勇于面对现实，树立战胜疾病的信念：人的一生谁也免不了会患有这样或那样的疾病，无论是大病小病，恶性还是良性，都应该坦然面对这一客观现实。尤其是对恶性肿瘤，要有勇于斗争、敢于胜利的决心，要树立一个强大的精神信念，生命每延续一天，都可能会获得新的机遇和希望。所以只要还有一口气，一线希望，信念和精神就不能垮掉。

（3）提高心理素质，善于自我调节：癌症患者可以学会自我减轻心理压力的方法和技巧，调节自己的心理状态。例如练习太极拳，或者看小说，看电视，听音乐，做自己乐意做的事等，都是可使身心放松的好方法。还可在力所能及的情况下，适当劳动，外出旅游，有时也会收到意想不到的好效果。若紧张焦虑的心情不能控制，可适当地用点抗焦虑药或抗抑郁药，如地西泮等，可帮助改善睡眠，对心理不良反应有一定的解除作用。心理压力也可向家人或医务人员倾吐，以得到帮助和劝慰，从而帮助解除和排泄压抑的情绪。

（4）活在当下，积极治疗：不要去想象疾病的最终结果，过好现在的每一天。对待疾病要从战略上藐视，战术上重视；制订切实可行的康复计划，积极配合医生的安排，坚持按疗程用药。

250. 患者自我心理调节有哪些方法？

（1）音乐疗法：音乐疗法是用音乐调整心境的自我心理保健法。研究表明，乐曲的不同节奏、旋律、音调和音色，可以使人产生不同的情感效应。心情抑郁的时候，宜听旋律流畅优美、节奏明快的一类乐曲；焦虑的时候，宜听节奏缓慢、风格典雅的一类乐曲；而且多听节奏少变、旋律缓慢、清幽典雅的乐曲，还有助于解除失眠。

（2）倾诉法：倾诉是释放压力的通道，在倾诉的时候不仅可以获得安慰和鼓励，还可以获得某种认同感，可击败自己内心的怯懦，给自己勇气和希望。

（3）借鉴法：通过欣赏文学名著和名人传记，或者看电影、听讲座，可以从别人的人生轨迹和看待人生的观点领悟自己的人生道路该如何继续和人生真正的价值，同时还可以获得别人战胜困难的经验。

（4）正视情绪法：不逃避消极的情绪，要明白它是一种正常的反应，应冷静下来，正视消极情绪，对受挫及不良情绪产生的原因仔细地进行客观剖析和认真体验，以便有的放矢地找出最佳的解决方案。此外，要敢于表达或暴露自己的情绪，这样才能有针对性地和有效地驾驭与控制它，盲目地压抑和掩饰只会有害于自身情绪系统的健康发展，而且还不利于良好人格的重塑。

（5）暗示法：暗示法是通过语言的刺激来纠正或改变人们某些行为或情绪状态的一种心理调适方法。自我暗示指通过有意识地将某种观念暗示给自己，从而对自己的情绪和行为产生影响。癌症患者可以每天数次在内心里坚定有力地对自己说："要想开一些，快乐一些"、"这没什么"、"我能挺过去"、"我现在很好"。自我暗示能给人带来"期望效应"是符合科学原理的。一个人对自己的期望越大，动力就越强，实现期望的措施也越多，因而所产生的期望效果也越佳。

（6）宣泄法：宣泄法就是通过适当的途径将压抑的不良情绪释放出来。通常可以用以下方式进行合理宣泄，如高声唱歌、大声呼喊、哭出声来、参加文体活动，或者还可以求助咨询师，通过向其倾诉，可缓解来自不良情绪的压力。

（7）改变不良认知法：改变不良认知就是用纠正不正确或不合理的信念的方法来对抗非理性思考方式，以消除情绪困扰和异常行为的一种自我心理调节法。合理的信念会使人产生合理的情绪行为方式，不合理的信念则会使人产生不合理的情绪行为反应。世界上不可能凡事都顺着个人意愿发展，因此癌症患者要用理性的思维看待疾病，正视并接受患病这个事实，由此可以避免负性情绪产生。

（8）放松法：自我放松是一种通过放松自己的躯体和精神，以降低交感神经的活动水平、减缓肌肉紧张、消除焦虑，从而获得对抗应激效果的自我心理调节方法。当人们面临挫折与冲突时，学会自我放松可远离消极情绪的困扰与伤害。具体做法：深吸一口气-慢慢把气吐出，这样循环往复，直至过度紧张反应消失为止。另一种放松的方法：平卧，从上至下、从左至右分别使身体各部肌肉紧张起来，然后再放松，整个做完之后，再安静地松弛几分钟。

（9）转移注意力法：转移注意力是重要的心理保健方法之一。当心理问题出现时，可以通过换环境、参加娱乐活动等方法转移注意力，例如爬山、旅游等回归大自然的活动，可以使患者身心放松，眼界开阔，心胸豁然开朗，同时还可以使患者受到大自然的启发。

每个人都有最适合自己的心理调节方法，重要的是要行动起来。增强心理免疫力，对于疾病的康复有着非常重要的作用。需要强调的是，以上调节方法对于有轻度心理障碍的人能起到一定的缓解和调节作用；对于有中度以及严重的心理障碍的人，建议到专门的机构找专业的咨询人员一起解决问题。

251. 睡不着觉时怎么办？

癌症患者都存在着一定的心理反应，或者焦虑，或者恐惧，或者担心复发，从而导致出现睡眠问题，如睡不着觉、睡不踏实、早醒等。与睡眠问题相应的自我调整措施如下：

（1）正确认识睡眠时间：一般来说每人每天需要的睡眠时间为 8 小时左右，但是睡眠时间的长短也因人而异，差别很大，有的人每天睡 4~5 小时即可，而有的人则要睡 10 小时才能正常工作。所以，衡量睡眠是否充足的标准是看白天是否有足够的精力工作和生活，而不是必须用 8 小时作为是否存在睡眠不足的标准。

（2）入睡困难的心理调节：越怕失眠越失眠，越想睡就越睡不着，这是一种心理现象。所以，睡眠时需要让注意力分散到其他有意义的事上面去，比如读书或听一点舒缓的音乐都可以起到分散注意力的作用。

（3）对安眠药的正确认识：有的失眠患者认为安眠药会产生依赖性，对身体有害，坚决不用。其实，安眠药不可滥用，但是可以用，只要在医生指导下正确使用就都是安全的。

（4）培养"入睡条件反射"：创造有利于入睡的条件反射机制，如睡前半小时洗热水澡、泡脚、喝杯牛奶等，只要长期坚持，就会建立起"入睡条件反射"。

（5）养成良好的作息习惯：如规律生活，限制白天睡眠时间，保持卧室清洁、安静，避开光线等刺激，避免睡觉前喝茶、饮酒等。

252. 患者对手术感到紧张、焦虑、害怕怎么办？

对紧张、焦虑和害怕的自我心理调节方法：

（1）进行积极的自我暗示：如"相信自己"、"别的患者也经历过手术，我觉得我也能够经受住"、"手术前紧张是正常的，别的人也都紧张，做个深呼吸，放松自己"。

（2）深呼吸松弛训练：端坐在椅子上或靠在床头，双膝自然分开，双眼平视正前方，两手自然下垂，手心朝前；然后微闭双眼，慢慢使自己平静下来，均匀缓慢地深吸一口气，同时两手握紧；再慢慢地吐气，同时两手松开，让全身肌肉松弛下来。如此连续进行松弛训练2~3分钟。

（3）意象法：在大脑里面想象一些美好的事物，如优美的景色，或者回忆经历过的最得意、最开心的事，用心去体验和回味当时的情景和心情。

253. 有些患者不愿去医院就医，害怕听到坏消息，怎么办？

这是一种否定存在或已发生事实的潜意识心理防卫术，它是最原始、最简单的心理防卫机制。儿童闯祸后用双手蒙住眼睛、人在遭遇突发事件时像鸵鸟一样"眼不见为净"的行为，即为"否定作用"的具体表现。这种防卫术能使个体从难以忍受的思想中逃避，也同样可借此逃避个体难以忍受的愿望、行动、事故，以及由此引发的内心焦虑。有时否定的心理防卫机制可以在心理压力中保护自己的感受，或给人多一点时间考虑与做决定。因此，一定程度上，可以允许患者存在否定的心理防卫机制。但是，否定时间过长，也会妨碍人们对问题的适应，因为其机制是用躲避问题代替面对问题。因此，还需要按照本书第 249 和第 250 个问题所述的方法进行自我心理调节，正视和面对疾病这个问题。

254. 家属如何给恶性肿瘤患者以心理支持？

恶性肿瘤患者除了需要医护人员的精心治疗和护理外，还离不开亲人的精神支持和心理安慰。家属在患者的治疗和生存期间具有举足轻重的地位，他们不仅是患者生活上的照顾者，还是医生的"助手"。作为家属应注意：①保持平和的心态，稳定的情绪。家属紧张焦虑的情绪极易传染给患者。患者对家属的言谈举止非常敏感，家属言谈举止稍有不慎，就会引起患者对自己病情不好的猜测。因此，家属需要保持平和的心态，来稳定患者的情绪；②为患者提供心理、生理、社会支持。恶性肿瘤本身是一种可严重影响患者身心健康的疾病，作为患者常会感觉时日不多，更需要得到亲人的关怀，家庭成员作为患者最亲密的人，是患者坚强的后盾，应为患者提供多方面的支持。这样可以增强患者治疗的信心，使患者感受到亲人的关爱，还能影响患者的行为；③家属应多与患者交流，增加与患者相处的机会和时间。要协助患者的日常生活，为患者提供舒适的环境，经常和患者沟通交流，鼓励患者表达情绪，提供与亲友接触的机会，以促使患者维持自己的社交体系，从而满足患者对社会角色的需要。

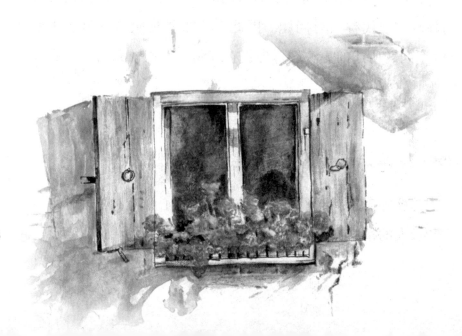

255. 对于疾病的诊断，是否应该告知患者？

对于患者患有恶性肿瘤的这个诊断，在我国，家属的处理方法大概分为两种，一种是让患者明确自己的诊断，一种是千方百计地隐瞒患者的病情。究竟哪种做法正确呢？我们认为在决定是否应该告知患者病情时，可以从以下几个方面考虑：

（1）视患者个人情况与需要而定。

（2）反复问自己要求隐瞒患者病情的理由是什么。

（3）考虑因此需要付出的代价。

（4）尝试与患者进行沟通和接触，了解患者知道了多少，以及患者希望知道多少。

（5）不要把患者不想知道的消息强塞给他。

（6）如果双方都知道病情，可以安排一次会谈。

256. 如何告知患者不好的病情进展？

患者与家属之间对于疾病的沟通应该是畅通的，没有阻碍的。但是，在实际情况中，也会出现，虽然双方有沟通，但是沟通的内容有所保留，家属只讲好的部分，使患者保留希望，而把坏的部分和痛苦的部分都埋在自己心里的情况。对于家属不知道该如何与患者沟通病情的问题，世界卫生组织（WHO）提出了以下病情告知策略：

（1）预先制订一个计划。

（2）告知病情时应留有余地，让患者有一个逐步接受现实的机会。

（3）分多次告知。

（4）在告知病情的同时，应尽可能给患者以希望。

（5）不欺骗患者。

（6）告知过程中，应让患者有充分宣泄情绪的机会，并及时给予支持。

告知病情后，家属应与患者共同制订未来的生活和治疗计划，并进一步保持密切的医患接触。

257. 患者术后如何保持愉快的心情？

稳定的情绪、良好的心境可以保持机体免疫系统处于积极的工作状态，而焦虑、烦躁、悲观等情绪会使机体免疫系统处于抑制状态，甚至"罢工"。因此愉快的心情对患者术后病情的恢复至关重要。手术是治疗疾病常用的方法，术后恢复需要一个过程，有许多患者因为术后疼痛、担心手术效果和预后而产生焦虑情绪，这是人之常情，但也应使用正确的方式应对，从而调整患者的心态。如果患者自己无法应对，可以求助医护人员，或与同病种的病友交流沟通，也可以听听音乐，想想自己高兴的事情，以放松自己。只有满怀信心，术后保持愉快的心情，积极配合治疗，并在医护人员的精心治疗和护理下，才能顺利地康复。

258. 患者如何能尽快回归家庭和社会？

甲状腺癌的症状较轻，治疗方式相对于其他癌症来说较容易且时间短，预后也较好。患者恢复后，自己及周边的人常会要求其继续扮演以往的角色，患者也往往无法找到自己的定位，在"我是患者吗？"及"我的功能健全，但我是一个癌症患者"的状态中拔河，或做超过自己身心所能负荷的事，而不能尽快回归家庭和社会。患者可以试着改变自己的个性及处事态度，放慢生活脚步，学习请求支援及请他人分担责任，必要时还可以寻求专业心理医生的帮助，从而找到让自己舒服的角色位置，较快地适应疾病与提高生活品质，尽快回归家庭，回归社会。

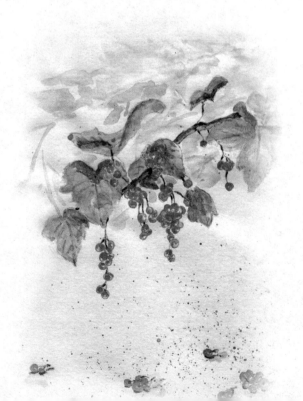

五、功能康复篇

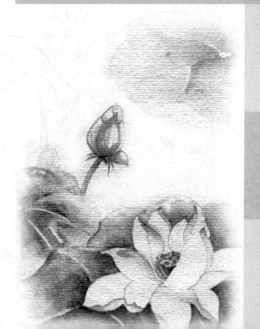

259. 颈淋巴结清扫术后患者如何进行功能锻炼？

甲状腺切除同时行颈部淋巴结清扫术的患者，手术范围较大，早期功能锻炼可防止肩部肌肉萎缩或肩下垂等并发症。一般可在术后 1 周开始，至少坚持到出院后 3 个月。如果伤口有分泌物，应等分泌物减少后再开始锻炼。

颈部锻炼：

（1）低头和抬头。低头时下巴尽可能贴近胸部，抬头时头向后仰。

（2）转动颈部，左右转动接近 90°。

（3）头慢慢向左、右倾斜，耳朵尽可能贴近肩部。

肩部锻炼：

（1）将健侧手放在椅子或凳子上，腰稍弯摆动术侧肩及臂，自左至右再恢复至原位。

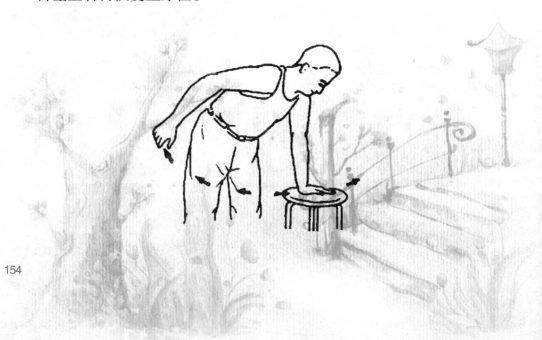

（2）由前向后摆动肩及臂，摆动幅度可逐渐加大，并可抬高至尽可能舒适的高度。

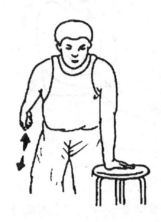

（3）旋转肩及臂，向前再向后，旋转幅度可逐渐加大。

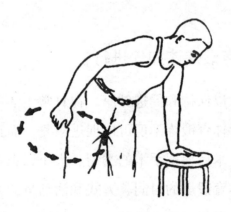

（4）肩关节抬高锻炼。全身放松，手臂在胸前交叉，健侧手支撑术侧肘，并缓缓耸肩。

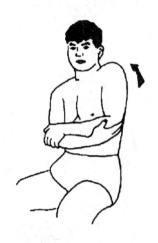

　　随时保持患侧肢体高于健侧，以防肩下垂。动作幅度由小及大，锻炼时间应逐渐延长。每天至少练习 2 次。如果配合理疗、按摩等，效果会更好。

260. 术后体育锻炼该如何进行？

　　体育锻炼可以保持和促进健康，在日常生活中就应适当进行体育锻炼。术后体育锻炼不但可以促进康复，而且还能防止很多并发症的发生。术后根据手术的类型、大小，患者的体质和恢复情况，来确定体育锻炼的时间、方式和活动量的大小。大多数手术后的患者在麻醉作用消失后就可以进行床上翻身、伸屈上下肢等活动。术后第 1 天或第 2 天，根据患者自身的耐受情况，可坐于床沿，或在他人搀扶下进行慢走。随着体力的恢复，可酌情自己上厕所，到走廊走动，或到花园散步、晒太阳等，也可根据自己的喜好进行太极拳、瑜伽等锻炼。一些专科疾病手术后的患者应进行专项功能锻炼。总之，体育锻炼的原则是以患者身体能耐受为度，根据患者的病情和爱好，循序渐进地进行。

261. 甲状腺癌患者术后能够工作和怀孕吗?

甲状腺癌，尤其是分化型甲状腺癌预后良好，手术致残极少，对患者的生活和工作几乎没有影响。而且甲状腺癌与遗传无关，不会影响患者生育。在怀孕期间只要调整好甲状腺素制剂的用量，一般都不会影响到患者的病情和胎儿的健康。

262. 手术伤口影响外观怎么办?

因为甲状腺癌手术的伤口瘢痕位置在颈部，不容易被遮盖，有时会给患者带来外观的困扰。当伤口恢复，不需要换药后，可以购买消除瘢痕的敷料，粘贴于瘢痕处，以预防瘢痕组织的形成。或穿高领的衣服遮挡。女患者可用丝巾、项链遮盖，以达到修饰的效果。必要时，可以至皮肤科或整容外科求助，可以通过手术来达到美化外观的效果。

263. 甲状腺癌可以治愈吗?

甲状腺癌的预后主要与患者病理类型、肿瘤大小、治疗方式等有关。年龄是甲状腺乳头状癌和甲状腺滤泡状腺癌预后的关键因素，45 岁以上的患者的治愈率随年龄增加而下降。1998 年美国总结了 53856 例甲状腺癌患者治疗后的 10 年生存率情况（下表）。

美国 53856 例甲状腺癌患者治疗后的 10 年生存率表

病理类型	生存率（%）
乳头状癌	93
滤泡状腺癌	85
嗜酸细胞腺癌	76
髓样癌	75
未分化癌	14

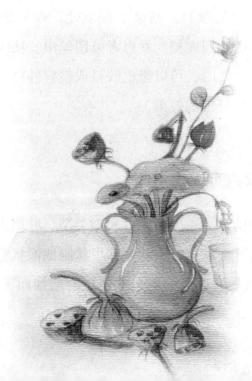

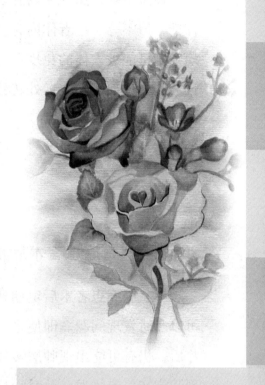

六、日常生活与复查篇

264. 为什么肿瘤患者出院后还要定期到医院复查？

通过治疗，患者体内肿块没有了，出院时达到了临床治愈的标准，但不等于患者体内完全没有了残存的肿瘤细胞。残存的肿瘤细胞可能被人体的免疫系统所消灭，也可能逐渐形成肿块，表现为肿瘤局部复发或远处转移。在出院后的第 1 年内肿瘤复发或转移的可能性最大，满 2 年后可能性逐渐变小。定期复查的目的，是尽早发现可能发生的肿瘤复发与转移，以便及时合理地治疗。

265. 甲状腺癌患者术后是否应该定期到医院进行检查？

甲状腺癌患者术后定期到医院检查非常重要，因为定期复查可以及时发现问题。即使是早期的甲状腺癌患者，在得到充分治疗后，仍有可能出现肿瘤转移或复发，如果能定期复查，早期发现肿瘤转移或复发，及时治疗仍有治愈的可能。

266. 甲状腺癌患者术后多长时间开始复查？

甲状腺癌患者术后 1 个月开始复查甲状腺功能，以调整甲状腺素制剂的用量。之后早期和低危组的甲状腺癌患者手术后每 3~6 个月复查 1 次，连续 3 年，以后每年复查 1 次。中晚期和高危组的甲状腺癌患者术后应每 3 个月复查 1 次，连续 2 年，第 3

年每 6 个月复查 1 次，以后每年复查 1 次。

267. 甲状腺癌患者复查时都有哪些检查项目？

复查内容包括：①病史询问；②颈部定期检查：了解残留的甲状腺是否有异常，并结合颈部 B 超或 CT 进行比对；③甲状腺功能检查，血钙磷离子测定等；④胸部 X 线片（正位片、侧位片）。胸部 X 线检查发现异常的患者，建议行胸部 CT 检查。

268. 复查发现肿瘤标志物增高，应该怎么办？

治疗过程中，往往会定期检测血清肿瘤标志物，用来作为判断病情的参考依据。如果复查中发现肿瘤标志物较上次检测明显升高，首先要警惕肿瘤复发或进展。血清肿瘤标志物的测定受到许多因素的影响，单次检测可能因存在某些干扰因素而导致假阳性，使检测结果不准确，此时应按照医生要求再次复查。

269. 为什么分化型甲状腺癌患者需要长期随访？

尽管大多数分化型甲状腺癌患者预后良好，死亡率较低，但是约 30% 的分化型甲状腺癌患者会出现复发或转移，其中 2/3 发生于手术后的 10 年内。对分化型甲状腺癌患者进行长期随访的目的在于：①早期发现肿瘤复发和转移；②动态观察病情的进展和治疗效果，调整治疗方案；③监控 TSH 抑制治疗的效果；

④早期发现其他伴发疾病（如心脏疾病、其他恶性肿瘤等）。

270. 肿瘤患者手术后能否正常工作？

带癌生存的患者越来越多，带癌生存的时间也越来越长。对于大部分早期肿瘤患者，在手术恢复后可以重返工作岗位。患者通过力所能及的工作，并在工作中体现自身价值，能够增强患者的自信心。但在工作中也应该避免过度劳累，并要按医嘱定期复查。

271. 家属怎么配合患者完成术后自我护理？

帮助患者提高自我保健意识，掌握自我调节的方法，如看书、听音乐、与他人交谈等，以使患者保持稳定的情绪。家属要指导患者学会自我护理，及时了解患者的需要并提供帮助，填补患者在体力、智力和意志方面的欠缺，使其能够恢复自主生活，恢复在社会生活中充当的角色。

272. 癌症患者出院后为什么要进行随访？

出院后来院困难或路途遥远的患者，可在当地的医院进行定期检查，但对初治医院的来电应认真回复，以便初治医院的医生及时了解患者的病情，统计相关资料。同时患者反映的病情将会转到相关医生处，医生也会尽快给出处理意见。

273. 手术后患者能在当地医院复查吗？

患者最好到原来进行手术的医院复查，找原手术主刀医生或主管医生进行复查。因为手术主刀或主管医生熟悉患者病情，医院又保存着患者的详细病历资料，细微的病情变化更容易被发现。如果患者到原手术医院复查不方便，也可以在其他医院完成复查，病情有变化时可再找原来主管医生进行复查。

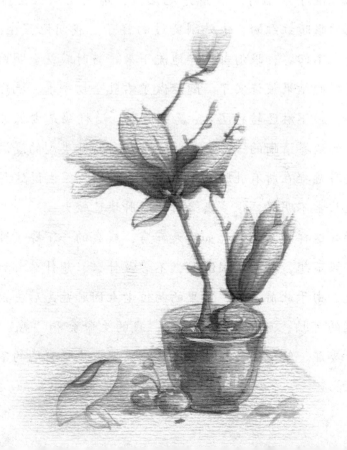

附录：肿瘤患者谈抗癌

生命——在挫折和磨难中崛起

孙桂兰

生命和癌症纠缠

那是 1995 年 8 月，我在洗澡时发现右乳下有一肿块，医生让马上住院手术治疗。我清楚地记得，那天他从医生办公室出来，他的眼睛红红的，像是刚哭过的样子。我问他医生怎么说？我的爱人不回答，眼泪却哗哗地流下来。当时我就全明白了，担心、恐惧的结果被证实了。随后做了右乳全切手术，病理切片是髓样癌，腋下淋巴转移 7/8，属中晚期。髓样癌是由低分化瘤细胞组成的边界清晰的一种乳腺癌，是一种特殊类型的浸润性乳腺癌，这种癌症在所有乳腺癌中只占 5%~7%。医生说这种癌症的早期症状常不明显，很多患者就诊时肿块已较大。

得知这样的结果，犹如晴天霹雳，我轰的一下昏了过去。茶不思，饭不想，整天以泪洗面，不管做什么、想什么都和死联系在一起。由于此前不久，家里的两位老人因肺癌先后去世，我深知癌症的可怕，可怎么也没想到，我的生命会和"癌"纠缠在一起。委屈、绝望使我在病床上号啕大哭，感叹自己的不幸，一时恐惧、焦虑、悲观的情绪像一座大山压得我喘不过气来。

接下来的大剂量化疗让我苦不堪言，化疗产生的不良反应使我面目全非，满头的长发一根不剩，严重的呕吐使我水米不能进，身体极度虚弱，走路都需要人搀扶，白细胞也只有1000（10×10⁹/L）多，打升白针都不管用。确定4个疗程的化疗，我连一个疗程也没坚持下来。当时情绪糟糕到了极点，我在想命运对我怎么这样的不公平，我这么严格要求自己，怎么老天还不长眼，还让我得病。我把自己包裹起来，谢绝了所有人的探望，不愿让人看到自己得病的样子，情绪极度低沉。从前，即使发烧也强撑精神抖擞，此时我依然不服输，这背后的隐语则是无视身体真实的反应。"病就像一个保护伞，使患者不去正视心理问题。看起来很坚强，实际上是用外在的壳把内心包得严严实实，不愿暴露脆弱的一面"。难道我的生命就此了结，就如此短暂？

但是，内心的真实感受还是会在独处时跳出来。早晨人们匆忙上班，我在窗前站着看着，体会到从未有过的力不从心。

在治疗的第一年里，我的身体垮了，化疗做不下去，白细胞到了1000的时候，血红蛋白只有七八克（70~80克/升）。当时心里有种生不如死的感觉，太难受了、太痛苦了，尤其是化疗，那种难受让我恨不得从楼上跳下去。

我只好住进中医院。住院不久，也就是1996年7月，我的骶骨经常疼痛，经放射性核素扫描、X线及CT检查，确诊右乳腺癌骨转移，人生的不幸又一次降临到我的身上。当时医生们断言：我的生存期也就半年。生命真是危在旦夕。我的精神状态简直崩溃，我爱人40多岁的汉子也整日以泪洗面，似乎世界末日到了。

曾经，我以习以为常的女儿、妻子、母亲、同事、朋友各种身份，默默承受来自工作、生活的压力，从没想过有一天自己的名片会被病历替代，职务变为"病人"。面对人生的变故，精神即将崩溃的同时也激发了我求生的欲望，我反而安慰整日以泪洗面的丈夫要坚强、要坚持。想着丈夫一天到晚为自己着急、担忧而日渐消瘦的模样，看着儿子渴望母亲活下去的眼神，我下决心一定要活下去，一定要和癌症斗争到底。

但生命将走向何方？我并不清楚。转机发生在抗癌乐园，那个充满健康快乐的癌症患者的组织里。

走出阴霾，与癌共舞

来到抗癌乐园，这里和医院一样聚集着众多癌症患者，令我惊讶的是，很多患者比我还严重都活下来了！走出阴郁灰暗的自我世界，我看到得了癌症还能活得那么积极向上，那么豁达乐观。当时一下把我感染了！他们那种精神面貌、乐观的心态对我震动太大了！人家活得真轻松、真潇洒！我突然发现人还可以这样活。

触动之后，我开始回忆思考自己生病的前前后后，从前的我活得太累、太较劲，太计较得失。在单位，我卖力地工作，不长级心里不平衡，长到一级半才安心。有时候发烧了，到了单位就假装没生病，让人觉得我总是精神饱满。身体不舒服，也不能让大家看到我懒洋洋的样子。那时候的心态是不自然的发展。

抗癌乐园的老师们用自己的亲身经历、用集体与癌魔斗争的事迹、用癌友们一个个战胜癌症的事例，帮我走出了精神的低谷。乐园的领导还语重心长地对我说："要相信科学，接受现实，调整心态。每一个人得知自己患了很重的癌症，都会有悲伤、恐惧和绝望，但要尽快改变心态，振作起来，采用中西医结合的治疗方法治疗。还有一点很重要，就是要刻苦练习抗癌健身法。郭林老师创编的抗癌健身法是被很多癌症患者采纳的最好的体能锻炼方法。把中医、西医和气功三者结合起来治疗，大多数人都可以活，可以活得很好！"抗癌乐园老师们的真诚帮助和鼓励，癌友们乐观拼搏的精神都深深地震撼了我的心灵。

"40岁该有的竞争压力我没有了，孩子学习我不用操心了，提前享受退休生活，无忧无虑。"我这么想把一切都放下了，开心了，自在了。如果按照生病前的思维，我肯定体会不到这么美好的病后生活。

"40岁提前享受70岁人的待遇。"这是我对当时生活的概括。每天晚上9点左右睡觉，早上6点起来进公园练习抗癌健身法，12点回家先生已经把菜买好饭做好。下午3点再去公园，5点回家。我不再凄凄哀哀，而是静下心来将所有精力放在治病、吃药、练功上。在北京龙潭湖公园的双亭桥练功，桥下是碧波湖水，湖边柳树掩映，静心练功，我体会到从未有过的充实、开心。

整整5年，在北京龙潭湖公园的湖畔，我顽强刻苦地练习抗癌健身法，不论刮风下雨、酷暑严寒从不间断。记不清有多少个寒冷的早晨，厚厚的白雪覆盖着整个公园，我冒着刺骨的寒风，踏着厚厚的积雪，一步一个脚印的练习着，前进着，那雪上轻轻的脚印，就仿佛是我生命的足迹，永不停歇地前进。

至今，我已经和癌症抗争较量了 20 年。在这场斗争中，我过多地品尝了人生的酸甜苦辣，亲身体会到患了癌症后的恐惧和绝望，体会到克服和战胜癌魔的愉悦和欢快。在和癌症的抗争中，自己不但克服了癌症给自己带来的恐惧和痛苦，也使自己的思想感情得到了升华。

回馈社会，蝶变新生

在大家眼中，抗癌明星们是一群飞过荆棘的美丽蝴蝶，蝴蝶在穿过荆棘的途中，有的被困难吓退了，最终被疾病夺去了生命；有的成功穿过了荆棘，成为最美的蝴蝶，让癌细胞在他们的生命面前望而却步。

癌症在普通人眼中意味着死亡，但对于我则意味着重生。漫长的抗癌经历，让我深深地感到精神不倒的强大威力。生命总是在挫折和磨难中崛起，意志总是在残酷和无情中坚强。我要用自己的亲身体会和微薄之力回报社会，帮助在迷茫徘徊的癌友们克服心理障碍，树立与癌斗争的必胜的信心和勇气。

我探访病友，鼓励他们树立治下去的勇气，从容面对人生，要有良好心态。我常对癌友讲"精神不垮，阎王对你没办法；精神垮了，神仙也没有救你的好办法。"使他们学会了用笑脸迎对厄运，用勇气战胜不幸。有位癌友感动地把我称为"引上抗癌之路的启蒙老师"。如今北京抗癌乐园的癌友生存超过 5 年的已达 80%。

2000 年，我所在的龙潭湖公园来了一位名叫黑屹的病友，她患的是弥漫型非霍奇金淋巴癌，已全身扩散，骨骼从头到脚几十处受侵，双肾、双乳也受侵，万念俱灰，没有勇气活下去了！当时，我也为她着急，及时地安慰她，帮助她，用自己抗癌的亲身体会告诉她癌症≠死亡；用抗癌乐园病友的事例鼓励她走出精神上的低谷，帮她树立起和癌症斗争的勇气和力量，并多次去她家看望她。癌症患者之间的交流是坦诚的，是亲切的，有时比亲人和医生的力量还大。从此，她的情绪变了，她走出医院，走进抗癌乐园，从容面对人生，学会了用笑脸迎接厄运，用勇气战胜不幸。自己康复了，还要帮助他人康复，这是我们抗癌乐园的一项基本要求。

通过20年和癌症抗争，我深切体会到"癌症≠死亡"这句名言不是标语口号，而是一种科学的态度和对癌症的认知。人，不论是什么人，得了病都会死的，因病死亡是自然规律，但是有一点，我们不能让病吓死。癌症是可怕的，但是得了癌症精神垮了更可怕。我认为癌症在治疗和康复过程中，最关键的一条就是要有健康的心理。患了癌症，恐惧、悲观、绝望是人之常情，但不能总在焦虑、恐惧中度过，要敢于面对现实，寻找最佳的抗癌方法。我们北京抗癌乐园所主张的"以健康的精神为统帅，以自我心理调节为先导，首选西医，结合中医，坚持抗癌健身法锻炼，讲究饮食疗法，注意生活调理"的抗癌模式，已成为当今人类战胜癌症的最佳选择。北京抗癌乐园所提倡的"自强不息，自娱自乐，自救互助"的三自精神，已经鼓舞海内外众多癌友找回欢乐、找回健康，成为一种永恒的力量。

坚持康复"五诀" 乐观拼搏抗癌

岳鹤群

我今年 80 岁, 1993 年 12 月诊断为直肠癌, 1994 年 1 月做了根治手术。术后至今一直坚持康复"五诀", 现身体很好。

正确对待, 情绪乐观

我原是市卫生局一名领导干部, 当得知身患癌症后, 同样也产生过恐惧、紧张、焦虑、悲观的复杂心理, 心神不定, 寝食不安, 抱怨自己带病工作辛苦一辈子, "文革"中又遭长期迫害, 退休了应该享受幸福晚年的时候, 灾难偏偏降到自己头上, 觉得太不公平, 整日猜测自己还能活多久, 因为癌症毕竟是当今威胁人类健康和生命的第一杀手。后来一想, 这样下去不是办法, 应该面对现实, 很快调整了心态, 及时地从愁闷中解脱出来, 相信现代医学是不断发展, 人类在不久将来有可能战胜癌症, 特别是当前癌症基因研究已取得重大进展, 癌症已有机会获得治愈, 目前也有不少战胜癌症的治疗方法, 如手术、化疗、放疗、中西医结合治疗。现实生活中也有不少患者通过综合康复治疗病情稳定, 生活充实, 情绪乐观, 坚持工作, 他们是生活中真正的强者, 有的已生存了一二十年。从我自己来说也具有一些有利条件, 如退休后没有工作压力, 医疗、家庭环境尚好, 只要坚定信心，坚持抗癌的毅力与恒心，听从医生指导，情绪乐观，积极治疗，平衡饮食，适度运动，就一定能取得好的治疗效果，早日康复不是不可能的。

从此，我保持轻松的心境，精神愉快，心态平衡，豁达开朗，善于自乐。在家种植花草，入校学习诗词，外出旅游，访亲问友，陶冶情操，遇事不怒，知足常乐，从不与人比高低，使自己的免疫功能尽快得到正常发挥。1998～2000年我还应聘参加地区行风建设评议工作，深入基层，调查研究，并获得优秀行风评议员的称号。实践使我认识到心理健康是身体健康的基础，良好的心理状态是抗癌康复的关键，而良好的心理是要靠自己的心灵深处的不断转化。

合理膳食，素食为主

有关资料显示，1/3的癌症与饮食有关。过去我饮食不正常，爱吃腊味、腌菜和肉、甜食，不爱吃蔬菜，基本上是"三高一低"（高热量、高脂肪、高蛋白、低纤维素）的饮食结构，经常便秘，这是我后来患冠心病与直肠癌的主要原因之一。经医生指导，在老伴的具体操作下，采用中国科学院食品营养研究所"金字塔"的食物结构，即塔底主要是各种谷物，如面食、大米、玉米、小米、荞麦、红薯等，塔的中部是蔬菜水果，塔的上部是肉类、家禽、水产、蛋类、奶制品，塔尖是脂肪、食糖来配制饮食。

癌症术后康复期，根据医生意见，在上述基础上又做了一些具体调整，坚持早餐吃好（牛奶半斤、鸡蛋1个、面包或包子

1~2个）；中晚餐适度（七八分饱），主食（以大米为主，粗细杂粮搭配）4~6两，肉类（猪、羊、牛、兔、瘦肉或鸡鸭或鱼虾）2~3两，蔬菜（随季节市场变化，红、黄、绿、白、黑搭配，如西红柿、胡萝卜、南瓜、卷心菜、西兰花、青菜、豆类、白萝卜、木耳、紫菜、菇类等）0.5~1斤，水果半斤左右，脂肪（以植物油为主，搭配少许动物油）少许。改变过去偏食习惯，也不忌口。但熏、烤、炸、腌、腊、过夜菜、霉变食品坚决不吃，因为这些食品均含有各种不同的致癌物质。为控制食糖基本不吃零食。每天饮水1000毫升以上。执行上述饮食结构，我不但能保持足够的营养，控制自身各种慢性病的发展，血液检查如甘油三酯、总胆固醇等4项以及血液流变学检查，基本属正常范围，而且能每天保持大便通畅，体重始终维持在60千克左右，符合自己理想的体重。

适度运动，持之以恒

生命在于运动，锻炼可提高自身免疫功能，而且是容易取得效果且经济方便的方法。但如何根据实际情况选择符合自己的运动方式，我则经历了一番探索。17年来，我练过一些健身气功、爬山、散步、盘球、练中老年医疗保健操，均收到了一定效果。随着自己年龄的增长，对运动项目也做了一些调整，要求运动适度，不超负荷。早晨我坚持爬山，在山上做医疗保健操共约一个半小时，晚上沿江散步2千克，除暴风骤雨外，基本能坚持，睡前按摩脚底，上床做腹部按摩。

从运动中我深切体会到必须要有坚强的毅力和意志才能持之

以恒，且锻炼动作一定要规范到位才能收到良好效果。

平时我也较为注意生活规律，自我保健。按时作息，坚持午睡。上午适当阅读书报，下午参加一些文化娱乐活动，少去环境污染的场所，多去空气新鲜、环境幽雅、绿树成荫的地方。勤洗澡、勤更衣、勤剪指甲、勤开窗换气，预防感冒，吞咽唾液，适度饮绿茶。从不抽烟、不喝白酒。对"七情六欲"喜怒哀乐悲恐惊能自我控制，平静对待。

家庭关爱，组织关怀

我和老伴结婚56年，风雨同舟，休戚与共，坎坷一生。她为我辛劳一辈子，本想退休后共度一个幸福晚年，不料我患了直肠癌，使我们又一次经受了严峻的考验。我3次手术（其中1次是前列腺电切汽化手术并发大出血），除医护人员精心医治外，老伴则用她真挚的爱心，精心照顾，一次次伴随在我的床边，日夜守护在我的身旁，为我擦身，侍候大小便，想我所想，急我所急，以我痛而苦，以我乐而乐。在病房中，不但安排我听音乐、看电视，分散我的注意力，而且根据医嘱为我跑市场配制营养餐，甚至累得病倒也无一句怨言。儿子也日夜轮班守护。在整个治疗康复中，老伴始终是我坚强的精神支柱、得力的营养调剂师、至尊至圣的守护神。她安慰我、鼓励我，在我面前总是谈笑风生，讲知心话，帮我解除心理压力。经常翻阅书籍报刊、看电视，寻觅治疗康复信息，配制抗癌膳食，不因我患癌症增加家庭负担、消耗她的精力而感到烦恼而不快，而是更加宽容体贴和关心，使我真正体会到"疾风知劲草，患难见真情"的真实内涵。

173

在我手术和康复的过程中，市委、市政府、人大、政协的领导同志在百忙中前来探望，卫生局、医院的领导和医护人员给了我很大帮助和照顾。家庭的关爱，组织的关怀，亲朋的关心，子女的孝顺，都使我受到莫大的鼓舞与安慰，"风雨人生路，处处有亲人"，使我更有信心和毅力与癌魔做斗争。

定期复查，预防复发

定期复查是综合治疗的继续，也是科学评价治疗效果的重要方法。因为癌症的治疗效果是用年生存率来评价的。我做根治手术 3 个月后开始复查，一年做三四次复查，检查项目包括血常规、肺部 X 线片、肝功能、血清癌胚抗原（CEA）定性定量、B 超、(肝、胆、脾、肾、腹主动脉淋巴结)、纤维结肠镜。3 年后每半年检查 1 次，5 年后每年检查 1 次，坚持至今。每次检查结果基本正常，未发现转移复发。由于我白细胞偏低、体质差，从第二年起停止化疗，坚持服中药调养，采用活血化瘀、软坚散结、补气补血、扶正去邪等方法辨证施治和注射人胚胎素、干扰素，以增强免疫功能。同时在医生指导下，有针对性地服用一些保健品，如西洋参、红参、灵芝、蜂王浆冻干粉、冬虫夏草、蛋白质粉、天然 B 族维生素等。

总之，一定要遵照医嘱定期复查，不要嫌麻烦、怕痛苦或认为没有发觉症状而疏忽大意，这样很容易贻误治疗而遭不测，最后悔之晚矣。

由于我坚持上述康复做法，十几年来精神愉快，饮食正常，癌症得到基本康复，健康状况有了很大进步。2001 年 11 月，我参加市癌症康复协会，成为一名癌症康复工作志愿者，作为群体抗癌的一员，与癌友们聚会"话疗"，相互交流康复经验，心情舒畅，其乐无穷。2002年4月原河池地区癌症康复协会授予我"抗癌勇士"光荣称号。我决心与全市癌友一道，为癌症康复事业献出自己的爱心。

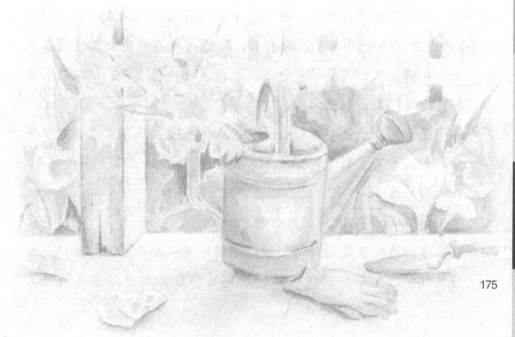

保持一个好心态

田守光

我们常说抗癌，与癌症做斗争。人得了癌症，就觉得走上了绝路，致使很多原本可以康复的患者，却因此走上了一条令人十分心痛的不归路，过早地离开了他们十分不愿意离开的亲人。

我今年66岁。32年前，我被诊断为喉癌。这些年的抗癌经历告诉我，癌症患者最重要的是保持一个好心态。

当时，我听说是喉癌的诊断，真的有如晴天霹雳。心一下就死了，或死了一大半，心死，精神就垮了。我在绝望与无助之下，做了全喉切除手术。全喉切除，就证明我今后再也不能说话了。我乱了方寸，紧张、害怕，不知以后的路怎么走。在短短的5个月里，我一共做了3次手术，绝望的我不知道自己还能活几天。在病区医护人员的开导下，我慢慢地冷静下来，根据自身情况，面对现实，积极治疗。

随着治疗效果越来越好，我的身体也慢慢地康复了，我从绝望、无助中又重新看到了光明，这使我又增加了活下去的勇气。在抗癌的这32年中，我总结出了以下几点：

1. 加强体能锻炼，进行有氧运动。调整好情绪，保持身心健康才能达到康复的目的。实践证明，癌症病人共同特点就是情绪低沉，思想压抑，从而削弱了免疫功能，对身体康复有很大影响。

2. 改变以前不好的生活习惯和饮食习惯。我常常问自己，在同样的环境下，别人不生病，我为什么患上重病？老天为什么对我这么不公平。后来我认真思考，这与我不良生活习惯也有很大关系。于是，我开始保持规律的生活，养成早睡早起的习惯，坚持适当的体育运动，做些力所能及的工作。饮食上，我本着过去爱吃的少吃些，多吃青菜、水果，不偏食，主食以杂粮为主。

3. 美满和谐家庭，也是战胜癌症的重要条件。我的妻子持家有道，后院平静、无事，我不受任何干扰，全身心投入治疗、康复，心情舒畅。平时自己也适当做些家务，既帮了妻子也锻炼了身体，增加了活下去的动力。可能是劫后重生的原因，现在我感觉自己是世界上最幸福的人。

在术后的康复期间，我参加了医院举办的无喉患者食管发音班，学会了用食管发音。能够重新开始说话，与人正常交流，这对我来讲是天大的事，这给了我重新回归社会的巨大的信心和勇气。

自此，我积极参加单位、社会组织的活动，帮助和我一样的病友，开导那些有不安情绪、恐惧心理的患者，进行沟通，清除顾虑，使他们相信"癌症不等于死亡"。鼓励癌友，珍惜生命，热爱生活，增强信心，战胜癌魔。重新回归社会。在这32年抗癌过程中，我有成功的经验，也有失败的教训。在此期间，我看到有不少癌症患者活下来，但更有很多的患者早早地离开了我们，永远地离开了我们。我苦苦阅读了很多有关方面的报章杂志，潜心学习了不少古今中外有关抗癌和养生方面的书籍，进行长时间深入细致的思索，用我所学到的知识去帮助别人。我还协助北京市、天津市、山西省、大连市、安徽省和浙江省等地医院办无喉患者食管发音班，使更多病友能重新讲话。

最后，我要谢谢为我治病的医务工作者，有了他们才有了我活下去的信念。我觉得有句话来形容他们再恰当不过了：爱在左，同情在右，走在生命路的两旁，随时播种，随时开花，将这一径长途点缀的花香弥漫，使得穿枝拂叶的人踏着荆棘不觉得痛苦，有泪可落却不觉悲凉。